NUTRIÇÃO NO INÍCIO DA VIDA

evidências científicas para prevenção de doenças

NUTRIÇÃO NO INÍCIO DA VIDA

evidências científicas para prevenção de doenças

THOMAS PRATES ONG
FABÍOLA ISABEL SUANO DE SOUZA
(ORGANIZADORES)

manole
editora

sban
Sociedade Brasileira de Alimentação e Nutrição

PRODUÇÃO EDITORIAL Paris Serviços Editoriais e Educacionais
PROJETO GRÁFICO Acqua Estúdio Gráfico
DIAGRAMAÇÃO Sônia Midori Fujiyoshi
ILUSTRAÇÕES Lira Editorial
CAPA Departamento de Arte da Editora Manole

Dados Internacionais de Catalogação na Publicação (CIP)
(Câmara Brasileira do Livro, SP, Brasil)

N97
Nutrição no início da vida: evidências científicas para prevenção de doenças / organização Thomas Prates Ong, Fabíola Isabel Suano de Souza. - 1. ed. - Santana de Parnaíba, SP: Manole, 2022. (Sban; 4)

Inclui bibliografia e índice
ISBN 9786555764765

1. Lactentes - Nutrição. 2. Crianças - Doenças - Aspectos nutricionais. 3. Crianças - Doenças - Prevenção. I. Ong, Thomas Prates. II. Souza, Fabíola Isabel Suano de. III. Série.

22-76868 CDD: 615.8548083
CDU: 615.874-053.3

Meri Gleice Rodrigues de Souza - Bibliotecária - CRB-7/6439

1ª edição - 2022

Editora Manole Ltda.
Alameda América, 876 - Tamboré - 06543-315
Santana de Parnaíba - SP - Brasil
Fone: (11) 4196-6000
www.manole.com.br | https://atendimento.manole.com.br/

Impresso no Brasil
Printed in Brazil

Thomas Prates Ong dedica este livro à memória
do Prof. Dr. Carlos Eduardo Andrade Chagas, querido
e saudoso amigo, que partiu muito cedo desta vida.
Que o texto aqui apresentado possa refletir todas as
boas conversas científicas que pudemos ter.

Sobre os autores

ORGANIZADORES

THOMAS PRATES ONG

Farmacêutico-bioquímico, doutor em Ciência dos Alimentos e pós-doutorado pela FCF/USP. Professor associado III e vice-chefe do Departamento de Alimentos e Nutrição Experimental da FCF/USP. Foi pesquisador visitante na Universidade de Cambridge no Reino Unido. Pesquisador associado do Food Research Center (FoRC), um dos Centros de Pesquisa, Ensino e Difusão da Fapesp. Pesquisador 2 do CNPq. Coordenador do Programa de Pós-Graduação em Ciência dos Alimentos (Capes 5). Integrou por várias gestões a Diretoria da Sociedade Brasileira de Alimentação e Nutrição. É membro do Conselho Universitário da USP.

FABÍOLA ISABEL SUANO DE SOUZA

Professora adjunta da disciplina de Pediatria Geral e Comunitária do Departamento de Pediatria da EPM/Unifesp. Professora auxiliar da disciplina de Clínica Pediátrica do Departamento de Pediatria do Centro Universitário Faculdade de Medicina do ABC. Pediatra e coordenadora da Terapia Nutricional do Hospital Municipal Universitário de São Bernardo do Campo.

COLABORADORES

ADRIANA SOUZA TORSONI

Graduada em Ciência Biológicas, mestre em Bioquímica e doutora em Clínica Médica pela Unicamp. Professora associada livre-docente da disciplina de Bioquímica do Departamento de Saúde da Faculdade de Ciências Aplicadas da Unicamp. Membro e conselheira da Associação Brasileira de

Origens Desenvolvimentistas da Saúde e da Doença (DOHaD/Brasil). Membro do MPPM Center (Centro de Pesquisa em Programação Metabólica e Manejo Perinatal) e do OCRC (Centro de Pesquisa em Obesidade e Comorbidades).

ALLAN CHIARATTI DE OLIVEIRA

Graduado em Medicina e especialista em Pediatria Neonatal pela EPM/Unifesp. Doutor em Ciências pela Unifesp. Professor adjunto da disciplina de Pediatria Neonatal do Departamento de Pediatria da EPM/Unifesp.

ANA CLAUDIA LOSINSKAS HACHUL

Graduada em Nutrição pelo Centro Universitário São Camilo. Especialista em Terapia Nutricional Parenteral e Enteral e Nutrição Clínica pelo Ganep Nutrição Humana Ltda. Especialista em Fitoterapia Funcional pela FCMSCSP. Mestre e doutora em Ciências pelo Programa de Nutrição da Unifesp.

ANNA CAROLINE PEREIRA VIVI

Graduada em Nutrição pelo Centro Universitário São Camilo. Especialista com residência multiprofissional em Saúde da Criança e Adolescente pela Unifesp. Mestre em Pediatria e Ciências Aplicadas à Pediatria pela Unifesp.

ANTONIO MARCUS DE ANDRADE PAES

Graduado em Farmácia e especialista em Farmacologia de Produtos Naturais pela UFMA. Mestre em Biologia Celular pela UEM. Doutor em Cardiologia pela USP. Professor associado III da disciplina de Fisiologia Humana do Departamento de Ciências Fisiológicas da UFMA. Presidente do Capítulo Latinoamericano da Sociedade DOHaD Internacional (2021-2023).

CAROL GÓIS LEANDRO

Graduada em Educação Física pela UFPE. Mestre e doutora em Ciências do Deporto pela Universidade de Porto, Portugal. Professora associada da disciplina de Fisiologia da Nutrição do Departamento de Nutrição do CAV/UFPE. Membro permanente do Programa de Pós-Graduação (PPG) em Nutrição, Atividade Física e Plasticidade Fenotípica do CAV/UFPE. Membro da Academia Pernambucana de Ciência. Pró-reitora de pós-graduação da UFPE.

DIOGO ANTONIO ALVES DE VASCONCELOS

Graduado em Educação Física pela UFPE. Doutor em Ciência (Fisiologia Humana) pelo ICB/USP. Professor adjunto da disciplina de Fisiologia Geral e Fisiologia da Nutrição do Departamento de Nutrição da UFPE.

EGBERTO GASPAR DE MOURA

Graduado em Medicina pela UERJ. Mestre e doutor em Fisiologia pela UFRJ. Professor titular da disciplina de Fisiologia e Fisiopatologia do Departamento de Ciências Fisiológicas do Instituto de Biologia Roberto Alcantara Gomes da UERJ.

GABRIEL NUNCIO BENEVIDES

Graduado em Medicina pela Faculdade de Ciências Médicas da Santa Casa de São Paulo. Formado em Pediatria e em Gastroenterologia, Hepatologia e Nutrologia Pediátrica pelo Instituto da Criança do HCFMUSP. Médico gastroenterologista e hepatologista pediátrico. Membro da Sociedade Americana para Estudo do Fígado (AASLD) e da Sociedade Brasileira de Pediatria (SBP).

GERFFESON MARTINS

Graduado em Educação Física pela UFPE. Mestre em Nutrição, Atividade Física e Plasticidade Fenotípica pela UFPE.

HELOISA BETTIOL

Graduada em Medicina, especialista, mestre e doutora em Pediatria pela FMRP/USP. Professora associada da disciplina de Pediatria do Departamento de Puericultura e Pediatria da FMRP/USP.

JULIANA DE ALMEIDA-FARIA

Graduada em Farmácia-Bioquímica pela UFVJM. Mestre e doutora em Farmacologia pela Unicamp.

JULIANA FERNANDEZ SANTANA E MENESES

Graduada em Nutrição pela PUC/Campinas. Especialista em Saúde, Nutrição e Alimentação Infantil pela Unifesp. Mestre e doutora em Ciências Aplicadas à Pediatria pela Unifesp.

JUNIA CAROLINA REBELO DOS SANTOS SILVA
Graduada em Ciências Biológicas pela PUC/Campinas. Mestre em Biologia Celular e Estrutural e doutora em Biologia Funcional e Molecular pela Unicamp.

LAÍS VALES MENNITTI
Graduada em Nutrição, mestre e doutora em Ciências pela Unifesp (campus Baixada Santista). Pós-doutoranda associada ao Laboratório de Nutrição e Fisiologia Endócrina da Unifesp (campus Baixada Santista).

LEONARDO M. DE SOUZA MESQUITA
Graduado em Ciências Biológicas, especialista em Botânica Aplicada e mestre em Ciências pela Unesp. Doutor em Ciências pela Unifesp.

LETÍCIA IGNÁCIO-SOUZA
Graduada em Nutrição pela UFMT. Mestre em Biociências pela UFMT e doutora em Fisiopatologia Médica pela Unicamp. Professora das disciplinas de Dietoterapia em Pediatria e Estágio Supervisionado em Nutrição Clínica da Faculdade de Ciências Aplicadas da Unicamp. Associada à DOHaD Brasil (Developmental Origins of Health and Disease).

LILA MISSAE OYAMA
Graduada em Ciências Biológicas – Modalidade Médica pela EPM/Unifesp. Mestre e doutora em Ciências (Farmacologia) pela EPM/Unifesp. Professora associada do Departamento de Fisiologia da EPM/Unifesp.

LÍVIA BEATRIZ APARECIDA RIBEIRO SILVA
Graduada em Nutrição pela UFSC. Doutora em Ciências dos Alimentos pela USP.

LUCIANA PELLEGRINI PISANI
Graduada em Nutrição pela PUC/Campinas. Especialista em Nutrição Clínica e título de especialista em Nutrição Parenteral e Enteral. Doutora em Ciências pelo Programa de Nutrição da EPM/Unifesp. Professora associada da disciplina de Nutrição Clínica do Departamento de Biociências da Unifesp (campus Baixada Santista).

LUCIANO PIROLA

Graduado em Biologia em Milão, Itália. Doutor em Bioquímica em Fribourg, Suíça. Pesquisador PhD da disciplina de Biochemistry do Departamento de Medial Faculty da Universidade Inserm, Lyon, França.

LUIS ANTONIO JUSTULIN JR

Graduado em Ciências Biológicas pela Unesp. Mestre e doutor em Biologia Celular e Estrutural pela Unicamp. Professor adjunto da disciplina de Histologia do Departamento de Biologia Estrutural e Funcional do Instituto de Biociências da Unesp/Botucatu.

LUIS FERNANDO BARBISAN

Graduado em Ciências Biológicas – Modalidade Médica pela Unesp/Botucatu. Especialista em Citopatologia. Mestre em Biologia Celular e Estrutural pela Unicamp. Professor titular da disciplina de Histologia do Departamento de Biologia Estrutural e Funcional da Unesp/Botucatu. Presidente da Comissão Permanente de Pesquisa do IBB/Unesp.

MARIA WANY LOUZADA STRUFALDI

Graduada em Medicina pela Faculdade de Medicina do ABC. Especialista em Pediatria. Mestre e doutora em Ciências pela EPM/Unifesp. Professora associada da disciplina de Pediatria Geral e Comunitária do Departamento de Pediatria da EPM/Unifesp.

PATRICIA ALINE BOER

Graduada em Ciências Biológicas pela PUC/Campinas. Mestre em Ciências Biológicas e doutora em Clínica Médica pela Unicamp. Professora do Programa de Fisiopatologia Médica da Faculdade de Ciências Médicas da Unicamp. Presidente da Associação das Origens Desenvolvimentistas da Saúde e da Doença (DOHaD Brasil).

PAULO CEZAR DE FREITAS MATHIAS

Graduado em Ciências Biológicas – Modalidade Médica pela UERJ. Mestre em Bioquímica pela FMRP/USP. Doutor em Fisiologia e Farmacologia pelo ICB/USP. Professor titular da disciplina de Biologia Celular e Fisiologia Humana do Departamento de Biologia Celular da UEM. Conselheiro da Sociedade do DOHaD Brasil, Sociedade Internacional do DOHaD e Sociedade Latino-americana do DOHaD, e membro da Sociedade Brasileira de Fisiologia.

RICARDO KATSUYA TOMA

Graduado em Medicina, mestre em Ciências (Pediatria) e doutor em Ciências pela Unifesp. Atualmente é assistente doutor e chefe da Unidade de Gastroenterologia Pediátrica do Instituto da Criança e do Adolescente do Departamento de Pediatria da Faculdade de Medicina da USP. Atua principalmente nos seguintes temas: motilidade intestinal, alergia alimentar, translocação bacteriana e microbiota intestinal.

ROSELI OSELKA SACCARDO SARNI

Graduada em Medicina com residência médica em Pediatria pela Faculdade de Medicina do ABC. Mestrado em Pediatria e doutorado em Medicina pela EPM/Unifesp. Professora livre-docente em Pediatria pela Faculdade de Medicina do ABC. Especialista em Pediatria com área de atuação em Nutrologia Pediátrica e em Terapia Nutricional Parenteral e Enteral Pediátrica. Professora titular da disciplina de Clínica Pediátrica do Departamento de Pediatria da Faculdade de Medicina do ABC, Centro Universitário Saúde ABC.

RUBEM CARLOS GUEDES

Graduado em Medicina pela UFPE. Mestre em Ciências Biológicas (Biofísica) pela UFRJ. Doutor em Medicina Humana (Neurobiologia) pela Universidade de Göttingen, Alemanha. Professor titular das disciplinas Fisiologia da Nutrição e Neurofisiologia do Departamento de Nutrição da UFPE. Membro da Sociedade Brasileira de Fisiologia, da Sociedade Brasileira de Neurociências e Comportamento e da Sociedade Brasileira para o Progresso da Ciência. Ex-presidente nacional da Sociedade Brasileira de Neurociências e Comportamento. Membro da Academia Pernambucana de Ciências.

Sumário

Introdução

O amigo leitor tem em mãos a primeira obra do mercado editorial brasileiro que trata especificamente do conceito das origens desenvolvimentistas da saúde e da doença, do inglês *developmental origins of health and disease* (DOHaD). O livro *Nutrição no início da vida: evidências científicas para prevenção de doenças* é resultado de convite a nós feito pela Profa. Dra. Olga Amancio, que é presidente da Sociedade Brasileira de Alimentação e Nutrição (Sban), mas também colega e querida amiga. Integra a tradicional Série Sban, que busca contemplar áreas estratégicas e de fronteira na pesquisa em alimentação e nutrição, com obras referentes publicadas pela Editora Manole, importante parceira no projeto. Também merece destaque que o livro foi possível graças aos vários autores, de formações distintas e vinculados a diferentes universidades brasileiras, que se dedicaram a preparar capítulos cientificamente robustos e atuais, que tratam tanto de aspectos básicos como avançados de suas respectivas áreas de atuação em pesquisa, ensino e extensão na área de DOHaD.

É inegável que as doenças crônicas não transmissíveis, como as cardiovasculares, obesidade, diabetes e câncer, representam graves problemas de saúde pública. Desse modo, estratégias inovadoras de redução de seu risco são urgentes. De acordo com a perspectiva DOHaD, essas doenças, que acometem principalmente adultos, têm origem bem no início da vida, em decorrência de diferentes exposições ambientais durante etapas críticas do desenvolvimento, com destaque à má nutrição durante a preconcepção, gestação, lactação, infância e adolescência. O melhor conhecimento a respeito do fenômeno DOHaD, e de sua relação com a nutrição no início da vida, é fundamental para que recomendações alimentares em nível clínico e de saúde pública sejam estabelecidas, visando ao crescimento e ao desenvolvimento adequados e, com isso, melhor saúde na idade adulta.

Desse modo, os diferentes capítulos abordam aspectos epidemiológicos, clínicos e moleculares envolvidos com o tema. O capítulo inicial fornece o histórico, os fundamentos e os conceitos da área de DOHaD. Como exemplos de doenças que podem ter origem no início da vida, os capítulos seguintes tratam das origens desenvolvimentistas do diabetes tipo II e dos cânceres de mama e próstata. Também as origens desenvolvimentistas da prematuridade e baixo peso ao nascer, condições associadas à programação desenvolvimentista, são contempladas em capítulo específico. Por serem essenciais para o crescimento e o desenvolvimento, micronutrientes e sua deficiência são discutidos no âmbito do DOHaD. Além desses fatores do início da vida que aumentam o risco de doenças crônicas na idade adulta, o livro também contém capítulos sobre fatores que podem exercer efeitos opostos, ou seja, reduzir o risco de tais doenças. Dentre esses, destacamos o aleitamento materno, o consumo de compostos bioativos presentes em frutas e hortaliças e a prática de atividade física. Os mecanismos potencialmente associados ao DOHaD são bastante complexos. Entre eles, a importância da microbiota intestinal e de fenômenos epigenéticos é ainda discutida em capítulos adicionais. Aspecto mais recente na área de DOHaD – a influência paterna na saúde dos filhos – é tratado em capítulo específico. Por fim, o aspecto multidisciplinar da área de DOHaD é apresentado no último capítulo.

Agradecemos à Sban e à Editora Manole por essa valiosa oportunidade. Da mesma forma, agradecemos a todos os autores dos capítulos por toda a fundamental colaboração. Finalmente, agradecemos às nossas famílias por todo apoio e estímulo.

Esperamos que o leitor possa aprofundar seu conhecimento sobre a nutrição no início da vida e DOHaD, bem como tornar-se um disseminador do tema. Boa leitura!

Thomas Prates Ong e *Fabíola Isabel Suano de Souza*
Organizadores

Prefácio

No século passado, nos anos 1930, pesquisadores constataram que as condições ambientais durante a vida fetal e a infância poderiam influenciar a sobrevida de cada geração.

O estudo dos filhos de mulheres que passaram pelo que se convencionou chamar de "fome holandesa" mostrou que estes apresentavam padrões diferentes de composição corporal dependente da idade de vida intrauterina em que foram expostos à desnutrição materna. Isto é, se a desnutrição materna ocorreu durante o último trimestre da gestação, os filhos apresentavam baixa incidência de obesidade. Porém, se a desnutrição tivesse ocorrido no primeiro semestre da gestação, os filhos apresentavam alta incidência de obesidade.

Tanto estudos epidemiológicos quanto estudos clínicos recentes vêm apontando para forte associação entre agravos ambientais ocorridos na vida fetal ou nas fases iniciais da vida e o surgimento de doenças crônicas na vida futura.

Esse novo ramo da ciência, o DOHaD (*Developmental Origins of Health and Disease*), é uma abordagem que enfatiza o papel da exposição pré-natal e perinatal a fatores ambientais na determinação do desenvolvimento de doenças na idade adulta.

O DOHaD reúne informações de várias áreas do conhecimento e propõe novas metodologias de investigação a fim de esclarecer a influência de eventos adversos sobre o padrão de saúde e doença ao longo da vida. Os resultados dessas pesquisas, sem dúvida, terão impacto positivo na prevenção de doenças crônicas, bem como na promoção de saúde em diferentes ciclos da vida.

Para coordenar o volume da Série Sban sobre esse novo e promissor assunto, foram convidados Thomas Prates Ong e Fabíola Isabel Suano de Souza. Eu tenho tido o privilégio de acompanhar a carreira acadêmica desses dois amigos e tenho observado o esforço, dedicação e seriedade com que têm desenvolvido seus trabalhos. Assim, é uma honra para a Sociedade Brasileira de Alimentação e Nutrição que eles tenham aceitado estar à frente desse projeto, certeza de um exímio trabalho.

Olga Amancio
Presidente da Sban

1

Origens desenvolvimentistas da saúde e da doença (DOHaD): histórico, fundamentos e conceitos

FABÍOLA ISABEL SUANO DE SOUZA
THOMAS PRATES ONG

Introdução

O conceito do DOHaD (*Developmental Origins of Health and Disease* ou Origens Desenvolvimentistas da Saúde e da Doença) surgiu a partir dos achados de que o ambiente influencia no desenvolvimento dos órgãos e sistemas no início da vida – período intrauterino e primeiros anos –, com repercussões em curto e longo prazos na saúde dos indivíduos e das populações.[1]

As diretrizes do DOHaD têm sido representadas e promovidas há mais de 30 anos por uma sociedade científica (https://dohadsoc.org/) composta, predominantemente, por cientistas e membros das universidades, envolvendo 800 membros de mais de 100 diferentes países. São missões propostas pela sociedade DOHaD:[1]

- Conhecer as bases fisiológicas e fisiopatológicas de como o ambiente, em fases precoces da vida, influencia no desenvolvimento dos órgãos e sistemas no ser humano e no risco para doenças crônicas não transmissíveis.
- Estimular e promover pesquisas sobre as origens fetais e desenvolvimentistas das doenças, envolvendo cientistas de diversas áreas e países.

Histórico

As diretrizes do DOHaD, apesar de bastante atuais e relevantes, diante do elevado percentual de doenças crônicas não transmissíveis no mundo, não é nova. Hipócrates (460 a 360 a.C.) escreveu em seu Tratado 27 sobre a natureza da criança que "a vida antes do nascimento tem profundo impacto sobre a saúde mais tarde". No início do século XX, dois epidemiologistas ingleses (Kermach, 1930 e Forsdahl, 1977) descreveram maior risco de morte por doença cardiovascular em populações de menor nível socioeconômico. Entretanto, foi David Barker (1938-2013) a maior liderança sobre as premissas do DOHaD, tendo em vista que a hipótese de Barker é um termo mundialmente conhecido.

David Barker e Clive Osmond, publicaram em 1989, na revista Lancet,[2] resultados da coorte de Helsinki, que mostrou clara associação entre baixo peso ao nascer e doença coronariana na vida adulta. Apesar da solidez do método e resultados encontrados, a comunidade científica mostrou-se cética em relação a tais resultados, tendo em vista que não havia, na época, conhecimento sobre os mecanismos envolvidos nos achados epidemiológicos evidenciados. Além disso, na década de 1980 a ciência estava centrada na ampliação do conhecimento da genética, da prevenção e cura de doenças infectocontagiosas por meio do desenvolvimento de vacinas e antimicrobianos.

Diante das dificuldades de consolidação dos seus achados, Barker et al. da Universidade de Southampton reuniram importantes pesquisadores de dentro e fora do Reino Unido para ampliar os estudos sobre o que eles chamaram à época de *Origem Fetal das Doenças do Adulto*. O primeiro evento internacional com esse objetivo e tema foi realizado em Mumbai, em 2001. Pouco tempo depois, os autores compreenderam que os achados e repercussões dos efeitos do ambiente sobre o desenvolvimento dos órgãos e sistemas iam além do período intrauterino. Além disso, eles não queriam associar esse efeito ao determinismo, isto é, haveria possibilidade de modificar a trajetória da relação saúde-doença mesmo diante de um estímulo maléfico em fases precoces da vida, e optaram, então, por modificar o nome da sociedade para DOHaD.

A importância do DOHaD ganhou repercussão além da universidade e da pesquisa, quando, em 2010, a Organização das Nações Unidas (ONU) lançou o programa chamado *One Thousand Days* (Mil dias) que contou com o apoio de governos, sociedade civil e setor privado. No documento final que relatou as principais diretrizes da Assembleia Geral da ONU em 2011 apareceu, pela primeira vez, uma frase que está diretamente ligada aos conceitos do DOHaD: "Saúde materna e da criança estão intrinsecamente relacionadas com doenças crônicas não transmissíveis e seus fatores de risco".[3]

Segundo esse documento, para reduzir a desnutrição, a obesidade e as doenças crônicas não transmissíveis no mundo seria fundamental o investimento na saúde e nutrição de gestantes e crianças até os 2 anos (9 meses de gestação + 2 anos de vida = 1.000 dias – *One Thousand Days*). Algumas metas foram propostas nesse documento para serem cumpridas até 2030:

- Redução em 40% do número de crianças menores de 5 anos que têm desnutrição crônica (comprometimento estatural).
- Redução de 50% da anemia em mulheres em idade reprodutiva.
- Redução de 30% no baixo peso ao nascer.
- Impedir o aumento de crianças com sobrepeso.
- Aumentar em 50% os índices de aleitamento materno exclusivo até 6 meses.
- Reduzir a desnutrição aguda para no máximo 5%.

A denominação *Mil dias* foi amplamente divulgada e hoje é bastante conhecida pelos profissionais de saúde que atuam na pesquisa, assistência e comunidade em geral. Ela tem embasado políticas públicas que envolvem a saúde da criança e da mulher dentro e fora do Brasil.

Mecanismos

Com a ampliação das pesquisas relacionadas ao DOHaD foi possível identificar alguns dos mecanismos envolvidos no processo que justificam os achados epidemiológicos propostos por Barker. De forma sucinta, esses mecanismos podem ser reunidos em três grupos:

- Mudança permanente das estruturas.
- Aceleração do envelhecimento celular.
- Modificação da expressão gênica.

Crianças que tiveram baixo peso ao nascer apresentam maior risco para desenvolvimento de doenças crônicas não transmissíveis, incluindo hipertensão arterial sistêmica e doença renal crônica ao longo da vida.[4] O menor tamanho renal e a redução do número de glomérulos – resultado do crescimento intrauterino restrito – justificam esses achados.

A condição nutricional da gestante influencia o peso ao nascer, o risco de excesso de peso e o diabetes ao longo da vida de seus filhos. Identificam-se com maior frequência e intensidade marcadores de estresse oxidativo em placenta de gestantes que têm sobrepeso e obesidade em relação às eutróficas. Essas alterações placentárias influenciam a transferência de nutrientes e oxigênio para o feto durante o período intrauterino, refletindo na formação do tecido adiposo e resistência à ação da insulina.[5]

A metilação do DNA, modificação de histonas e presença de microRNAs são fatores que podem influenciar a expressão gênica, modificando a formação de proteínas, células e tecidos, mesmo sem nenhum tipo de alteração na sequência do DNA (Figura 1). O leite materno é um alimento vivo que possui um número elevado de microRNAs que influenciam, de forma dinâmica, a expressão gênica do lactente em relação ao desenvolvimento de doenças alérgicas, controle da saciedade e gasto energético, anabolismo e preservação celular e metabolismo lipídico.[6] Acredita-se que parte dos efeitos benéficos da amamentação na redução do risco de desenvolvimento de doenças em longo prazo pode ser atribuída à capacidade do leite materno de influenciar a expressão gênica.[7,8]

Implicações práticas

A incorporação dos conceitos do DOHaD na assistência individual e em políticas públicas amplifica e abre novas perspectivas sobre a promoção de saúde para indivíduos e populações. São várias intersecções que já existem e podem ser aprimoradas no planejamento familiar, assistência pré-natal, puerpério e puericultura. Alguns exemplos práticos nesse sentido podem ser citados quando se fala da importância do acompanhamento da condição nutricional da gestante, do combate à carência de micronutrientes, do aleitamento materno e da alimentação complementar, pilares do crescimento e desenvolvimento do lactente.[9]

O DOHaD é um bom exemplo de como a pesquisa traz respostas claras para os desafios do dia a dia dos profissionais de saúde e gestores de políticas públicas em saúde. Quanto mais as pesquisas entregam respostas simples para as necessidades da comunidade, maior é a importância e o respeito que elas ganham da sociedade. Trata-se de um ciclo vitorioso e virtuoso que deve ser conhecido e promovido por todos nós.

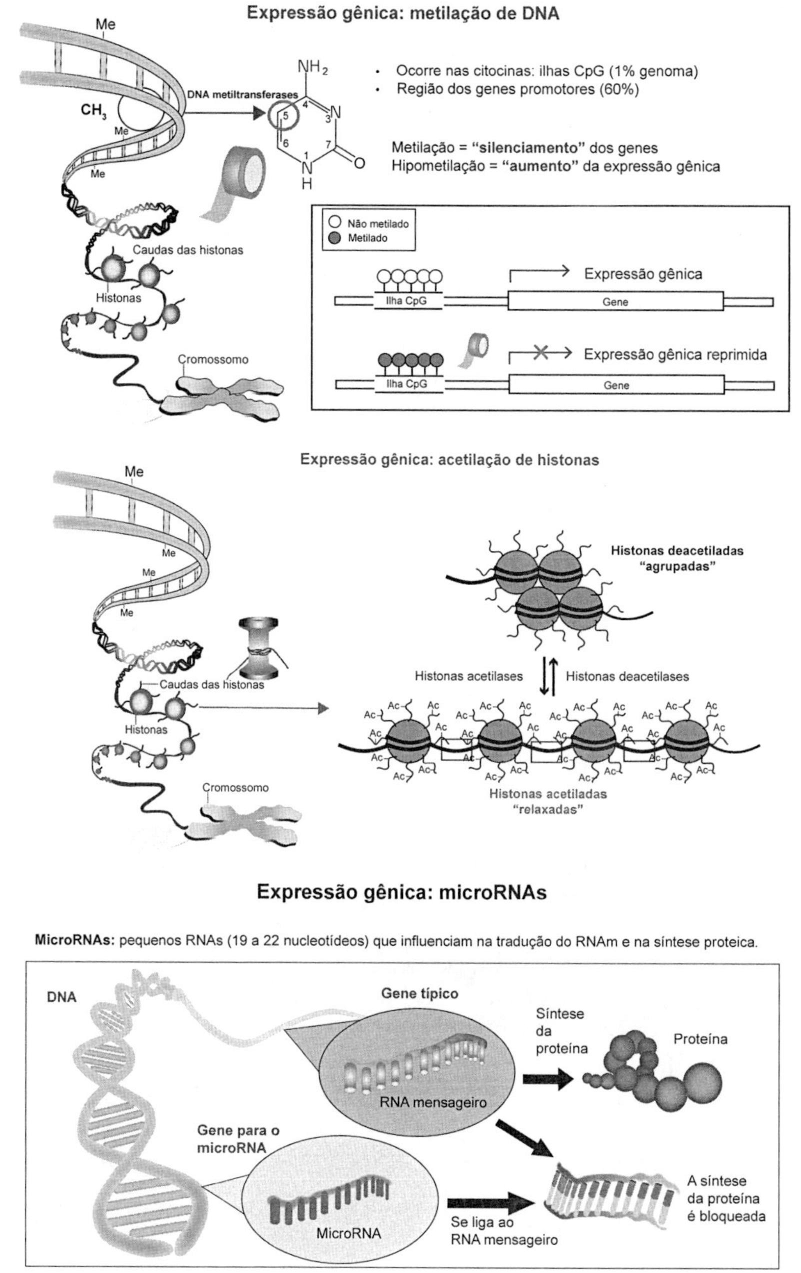

Figura 1. Mecanismos envolvidos na alteração da expressão gênica (metilação de DNA, acetilação de histonas) e microRNAs.
Fonte: adaptada de Hanson, 2014 e Hanson, 2015.[1,10]

Take home messages

- O conceito das *Developmental Origins of Health and Disease* ou Origens Desenvolvimentistas da Saúde e da Doença (DOHaD) parte da premissa de que o ambiente influencia o desenvolvimento dos órgãos e sistemas no início da vida.
- O ambiente e os fatores nutricionais podem modificar a trajetória da relação saúde-doença em curto e longo prazos, com impacto transgeracional.
- A incorporação dos conceitos do DOHaD na assistência individual e em políticas públicas amplifica e abre novas perspectivas sobre a promoção de saúde para indivíduos e populações.

Referências bibliográficas

1. Hanson M. The birth and future health of DOHaD. J Dev Orig Health Dis. 2015;6(5):434-7.

2. Barker DJ, Winter PD, Osmond C, Margetts B, Simmonds SJ. Weight in infancy and death from ischaemic heart disease. Lancet. 1989;2(8663):577-80.

3. Maternal and Child Nutrition Study Group; Group members: Black RE, Alderman H, Bhutta ZA, Gillespie S et al. Maternal and child nutrition: building momentum for impact. Lancet. 2013;382(9890):372-5.

4. Pentecost M, Ross F. The First Thousand Days: motherhood, scientific knowledge, and local histories. Med Anthropol. 2019;38(8):747-61.

5. Hershkovitz D, Burbea Z, Skorecki K, Brenner BM. Fetal programming of adult kidney disease: cellular and molecular mechanisms. Clin J Am Soc Nephrol. 2007;2(2):334-42.

6. Roberts VH, Smith J, McLea SA, Heizer AB, Richardson JL, Myatt L. Effect of increasing maternal body mass index on oxidative and nitrative stress in the human placenta. Placenta. 2009;30(2):169-75.

7. Weber JA, Baxter DH, Zhang S, Huang DY, Huang KH, Lee MJ et al. The microRNA spectrum in 12 body fluids. Clin Chem. 2010;56(11):1733-41.

8. Victora CG, Bahl R, Barros AJ, França GV, Horton S, Krasevec J et al. Breastfeeding in the 21st century: epidemiology, mechanisms, and lifelong effect. Lancet. 2016 Jan 30;387(10017):475-90.

9. Brasil. Ministério da Saúde. Secretaria de Atenção Primária à Saúde. Departamento de Promoção da Saúde. Guia Alimentar para crianças brasileiras menores de 2 anos. Brasília: Ministério da Saúde; 2019. 265 p.

10. Hanson MA, Gluckman PD. Early developmental conditioning of later health and disease: physiology or pathophysiology?. Physiological reviews. 2014;94(4):1027-76.

2

Origens desenvolvimentistas do diabetes tipo II

JULIANA DE ALMEIDA-FARIA
LETÍCIA IGNÁCIO-SOUZA
JUNIA CAROLINA REBELO DOS SANTOS SILVA

Introdução

O ambiente intrauterino e pós-natal imediato representa uma janela temporal determinante na programação do metabolismo da prole, favorecendo ou atenuando o risco de desenvolvimento de condições patológicas em curto e longo prazos, por meio de diferentes mecanismos. Nesse contexto, estímulos excessivos, carências ou danos ocorridos no período perinatal induzem adaptações permanentes na morfologia de órgãos e tecidos da prole e, em consequência, na sua função. Tais alterações podem ser transmitidas aos descendentes, entre outros processos, por meio da epigenética. Dessa maneira, a identificação dos fatores programadores que induzem adaptações anatômicas e fisiológicas pela prole, como consequência de um ambiente perinatal nutricionalmente inadequado, tem fundamental relevância para entender as estatísticas que determinam os altos números de um rol de doenças metabólicas. Adicionalmente, compreender esse cenário permite a proposição de intervenções nutricionais e/ou farmacológicas que visam prevenir ou atenuar o ciclo intergeracional de transmissão de doenças metabólicas crônicas de elevada incidência, como o diabetes *mellitus* tipo 2 (DM2).

Programação materna: marco histórico

A Hipótese do Fenótipo Poupador (*Thrifty Phenotype Hypothesis*) foi proposta pelos pesquisadores Barker e Hales em 1992.[1] Nela, postulou-se que carências nutricionais durante o período intrauterino promovem alterações morfológicas e estruturais de órgãos e tecidos da prole em desenvolvimento. Inicialmente, essas adaptações permitem a sobrevivência do feto em condição de escassez. No entanto, em um ambiente nutricional pós-natal adequado ou excessivo, o mesmo indivíduo apresenta maior predisposição à emergência de condições patológicas, incluindo o DM2 como consequência da programação metabólica na origem da vida.

A Hipótese do Fenótipo Poupador foi posteriormente corroborada por diferentes autores. Estudos retrospectivos demonstraram que durante o período conhecido como *Dutch Hunger Winter* (Inverno da Fome Holandesa, tradução livre para o termo original), mulheres subnutridas, majoritariamente, deram à luz crianças com baixo peso. No entanto, a escassez nutricional experimentada no início da vida impactou a modulação do metabolismo da prole no sentido de favorecer o acúmulo de energia já em um contexto nutricional balanceado. Esse aumento de eficiência energética contribuiu para o avanço da prevalência de obesidade e DM2 entre indivíduos concebidos durante o momento histórico mencionado.[2]

O conjunto de estudos publicados por distintos grupos científicos no decorrer da década de 1990 contribuiu significativamente para a elucidação da origem fetal das doenças. Adicionalmente, os achados revelaram que os desfechos da programação metabólica da prole, de acordo com o contexto nutricional materno, podem ser transmitidos por gerações, de maneira consistente e parecem ser determinantes para o estado de saúde-doença do descendente, tanto em curto como em longo prazos.[3] Esse paradigma, referido como *programação fetal* ou *origem desenvolvimentista da saúde e da doença*, tem profundo impacto na saúde pública e nas estratégias de prevenção e controle das doenças crônicas não transmissíveis (também abordadas como patologias não contagiosas).

Contextualização do cenário global

Atualmente, outro extremo nutricional, a obesidade, tem ganhado particular notoriedade. Embora ainda existam alguns países com alta prevalência de desnutrição, os últimos relatórios da Organização Mundial da Saúde (OMS) demonstram que a prevalência da obesidade aumentou globalmente, em especial nos países em desenvolvimento.[4] Nesse cenário, as mudanças socioeconômicas do último século, alavancadas pela revolução industrial, levaram a um aumento rápido e progressivo no consumo de alimentos processados, de alta densidade calórica, ricos em gorduras saturadas e açúcares simples e escassos em micronutrientes.[5] Além disso, a mecanização robusta, implementação do sistema de transporte e mudança no ambiente laboral favoreceram um comportamento sedentário.[6] Em conjunto, as alterações no padrão alimentar e na prática da atividade física voluntária espontânea promoveram a cronicidade na manutenção de um balanço energético positivo caracterizado pelo aumento da ingestão em detrimento do gasto energético. Esse desequilíbrio explica, pelo menos em parte, o aumento da prevalência de obesidade.[5,6]

A obesidade materna nos períodos gestacional e pós-natal imediatos

A prevalência da obesidade vem aumentando para ambos os gêneros. No entanto, na última década, o número de mulheres obesas, incluindo aquelas em idade fértil, excedeu o de homens na mesma condição em todas as regiões da OMS.[4] O excesso de peso tem sido apontado como uma das principais causas de elevação do risco obstétrico, maior possibilidade de desenvolvimento de *diabetes mellitus* gestacional, hipertensão associada à gravidez, pré-eclâmpsia, morte neonatal, entre outras complicações.[7,8]

Além do impacto sobre a saúde metabólica da mãe, há cada vez mais evidências de que a obesidade materna implica consequências negativas para a prole, não apenas precocemente, mas também em longo prazo, incluindo o aumento do risco de desenvolvimento de DM2.[9] A literatura revela que a obesidade materna *per se*, ainda que na ausência do diabetes gestacional ou após o seu controle, está associada à maior incidência de geração de neonatos com peso elevado ao nascer.[10] Inúmeros mecanismos e vias metabólicas estão alterados na obesidade materna e explicam, parcialmente, as consequências observadas durante o desenvolvimento fetal e neonatal. Acredita-se que esses efeitos de programação possam ocorrer principalmente por meio de mecanismos não genéticos, entre eles, os chamados epigenéticos.

Mecanismos epigenéticos de programação do metabolismo

A epigenética é definida como influência do ambiente, incluindo a gravidez e lactação, sobre a expressão do gene que, em consequência, pode alterar o fenótipo da célula de forma independente de modificações da sequência de ácidos nucleicos no DNA.[11] Nesse contexto, fortes evidências sugerem que alterações epigenéticas podem desempenhar papel relevante no aumento da incidência de DM2.[12] Estudos em animais indicam que a disfunção metabólica causada na prole pelo estado nutricional materno se relaciona fortemente às alterações epigenéticas.

Os processos epigenéticos de controle celular são conservados entre as espécies e ubíquos no organismo humano. Entre eles, apresentam-se a metilação de DNA, a modificação de histonas e a modulação de pequenas moléculas de RNA não codificadoras, também abreviadas como microRNAs ou miRNAs. Esses mecanismos podem trabalhar separadamente ou em combinação para influenciar a expressão dos genes pela prole.[13] Embora o presente trabalho não explore os desdobramentos descritos a seguir como produto de um tipo particular de regulação epigenética, é importante ressaltar que, de maneira geral, os desfechos metabólicos apresentados pela prole advêm de um ou mais mecanismos epigenéticos anteriormente destacados.

Ainda, ressaltamos que nos próximos tópicos daremos especial atenção ao hipotálamo, à placenta e ao pâncreas endócrino, como alvos que, ao apresentarem adaptação em consequência da programação fetal, predispõem o indivíduo ao desenvolvimento de DM2 por meio de diferentes vias e mecanismos.

O papel do ambiente perinatal na estrutura e função hipotalâmicas: controvérsias e novos paradigmas

O sistema nervoso central como alvo da programação fetal

Muitos autores pioneiros acreditavam que a programação de estruturas periféricas, como o pâncreas, visava à proteção de órgãos considerados *vitais* para a sobrevivência, como o cérebro.[1] Embora a programação fetal implique um processo de adaptação anátomo-morfológica que incremente as chances de sobrevivência do feto, atualmente, já está bem estabelecido que nem mesmo o sistema nervoso central (SNC), em particular a região hipotalâmica, está isento do processo de readaptação sob a pressão de um ambiente perinatal nutricionalmente desequilibrado. Tal constatação gerou um incremento considerável na última década no número de estudos, que tem como objetivo a investigação e o entendimento acerca do papel da programação fetal na modulação dos circuitos neuronais hipotalâmicos da prole e os mecanismos relacionados a tal processo.

O dano precoce dos circuitos neuronais hipotalâmicos afeta a homeostase glicêmica da prole

A integridade anatomofisiológica do hipotálamo é essencial para a manutenção da homeostase metabólica do indivíduo. Essa região do SNC constitui a base de controle do comportamento alimentar por meio dos circuitos neuronais de regulação da ingestão e do gasto energético. Entre outros tipos celulares que o constituem, o hipotalámo apresenta neurônios orexigênicos (NPY/AgRP) e anorexigênicos (POMC/CART), os quais são responsáveis pelo aumento e diminuição da ingestão alimentar, respectivamente. É essencial ressaltar, no entanto, que não apenas os números absolutos desses neurônios, mas o balanço entre as populações orexigênicas e anorexigênicas regulam adequadamente o consumo alimentar e o balanço energético.[14]

Embora o panorama geral de fatores programadores não esteja completamente elucidado até o presente momento, tem sido extensivamente demonstrado que o consumo aumentado de ácidos graxos saturados e açúcares simples pela mãe nos períodos de gestação e lactação promove alterações precoces no hipotálamo da prole. Em modelos animais, especialmente, as vias relacionadas ao estresse de retículo endoplasmático e inflamação local parecem estar envolvidas.[15]

Os prejuízos descritos envolvem principalmente duas sub-regiões hipotalâmicas, conhecidas como núcleos arqueado (ARC) e paraventricular (PVN),[16] embora outros núcleos também já tenham sido descritos como alvos de programação. As populações neuronais dos núcleos ARC e PVN recebem sinais periféricos que transmitem informações acerca do *status* nutricional do indivíduo. Entre as moléculas sinalizadoras estão nutrientes, como ácidos graxos e açúcares, e hormônios que permitem a comunicação eficiente entre a interface *periferia-SNC* (e vice-versa) e entre os próprios núcleos hipotalâmicos entre si. A perda da sensibilidade finamente ajustada entre os elementos centrais de controle do metabolismo prejudica a sinalização entre os núcleos hipotalâmicos e entre esses e os componentes periféricos, como tecido adiposo, músculo, pâncreas endócrino, entre outros. Esse desajuste generalizado impacta negativamente o controle do metabolismo e do balanço energético. Em conjunto, esses eventos predispõem a prole ao aumento do consumo alimentar, do peso corporal e ao desenvolvimento de intolerância à glicose e resistência à insulina. Os referidos desfechos, em última instância, contribuem para manutenção da alta prevalência do DM2.[16,17]

Os aspectos da programação sobre a interface fetoplacentária

Nos últimos levantamentos nacionais, o percentual de indivíduos que referiram diagnóstico médico de diabetes no conjunto da população adulta das capitais dos estados brasileiros foi maior para o sexo feminino em todas as faixas de idade reprodutiva.[18] Não surpreendentemente, a prevalência elevada de obesidade em mulheres grávidas tem levado ao pensamento de que a obesidade materna ou os distúrbios nutricionais *per se* podem ser fatores de risco mais importantes, acima inclusive do diabetes gestacional, na perpetuação da epidemia de obesidade e de doenças crônicas para a vida adulta da descendência.[19]

Muitas são as adaptações do ambiente materno na vigência da prenhez e, especialmente, no que diz respeito ao metabolismo de glicose e sensibilidade à insulina, tais adaptações acontecem para garantir adequado suprimento de glicose para o feto, a fim de manter sua nutrição apropriada. À custa desse deslocamento, o aumento da utilização de glicose pelo binômio feto-placenta diminui a sensibilidade materna à insulina, aumentando a gliconeogênese hepática e a concentração de ácidos graxos livres. Parte dessa diminuição de sensibilidade se dá pelo aumento de hormônios placentários e outros que aumentam sua circulação com o curso da prenhez, como cortisol, progesterona, prolactina e lactogênio placentário.[20-22]

Dessa forma, fica claro que a insulina é um dos determinantes-chave para o crescimento e desenvolvimento fetal. Dentre as hipóteses de programação, e como extensão delas, a *hipótese da insulina fetal* resume os defeitos metabólicos de secreção e ação desse hormônio, que culminariam em doenças como diabetes na vida adulta, e resultam de prejuízos no crescimento fetal e baixo peso ao nascer mediados por insulina fetal.[23]

Alterações na fisiologia materna são extremamente importantes, pois na ausência da sincronicidade entre o seu desenvolvimento, algumas doenças gestacionais como diabetes *mellitus* e pré-eclâmpsia[24] podem ser disparadas e, dessa forma, o ambiente externo do concepto já está fisiopatologicamente comprometido. Entretanto, mesmo sem o desenvolvimento franco desse tipo de patologia, algumas condições peri e pós-natais contribuem para a alteração na saúde do concepto: índice de massa corporal (IMC) pré-gestacional, ganho de peso materno durante a gestação, IMC do pai, tabagismo ou etilismo materno, má nutrição materna, sedentarismo e uso de antibióticos.[25]

Os indicadores antropométricos são amplamente utilizados para avaliação do estado nutricional das crianças e da gestante. De acordo com a OMS, existem três indicadores principais: *stunted*: baixa estatura para idade (pode caracterizar desnutrição pregressa); *wasted*: baixo peso para idade (pode caracterizar desnutrição aguda); *overweight*: caracterizado pelo peso para altura elevado ou IMC elevado para idade. Evidências dessas condições indicam má nutrição, aguda ou crônica, que, por sua vez, estão intimamente relacionadas a outros impactos na saúde em longo prazo.[26]

O sobrepeso e a obesidade na faixa pediátrica sofreram aumento importante nas últimas décadas e, hoje, sua prevalência é muito superior a de desnutrição e baixa estatura no Brasil, assim como em outras partes do mundo.

A associação entre alto peso ao nascer e sobrepeso, obesidade ou diabetes na vida adulta está bem documentada em diversos estudos, mas especula-se que essa seja uma relação em *U* ou uma curva invertida. Isso porque tanto crianças nascidas com baixo peso quanto nascidas com peso elevado estariam sob risco, revelando que quanto maiores ou menores esses parâmetros no recém-nascido, mais forte é a tendência de que maior seja o IMC do adulto.[27] Essa relação também é observada em um parâmetro às vezes pouco valorizado na prática clínica, as relações entre o peso placentário e o fetal que têm sido utilizados como um *proxy* da eficiência placentária. Uma coorte de 2.571 homens nascidos em Sheffield, Inglaterra, estratificados em alta ou baixa razão placentária/fetal foram positivamente associados com morte por doença coronariana na vida adulta.[28] Essas observações são ainda reforçadas por associações positivas de desfecho de aumento de DM2 ou intolerância à glicose em situações tanto de peso placentário baixo[29] quanto alta razão placentária/fetal,[30] respectivamente.

Além disso, uma mãe obesa pode direcionar o fluxo do excesso de nutrientes para o seu próprio crescimento em detrimento do crescimento fetal e isso acarreta diminuição do ganho de peso de componentes gestacionais e, consequentemente, baixo peso ao nascer, além de menor peso placentário.[31] Finalmente, as mudanças estruturais e de permissividade placentária devem ser consideradas. Em modelos de exposição materna à obesidade ou a citocinas, não está claro o aumento do peso corporal fetal[32] e pode ocorrer inclusive uma piora do crescimento da prole ao nascer.[33]

Assim, a placenta constitui-se como interface ativa entre o feto e o ambiente materno, regulando a fisiologia materna durante a prenhez e o desenvolvimento do concepto. Ela mantém a homeostase fetal por conduzir uma vasta gama de funções fisiológicas que, após o nascimento, serão redistribuídas por órgãos como o rim, o trato gastrintestinal, pulmões e glândulas endócrinas do neonato. Além disso, estudos epidemiológicos indicam que o peso e a estrutura da placenta proveem informações em longo prazo sobre o concepto[34] e, tanto o peso placentário nos diz a respeito da situação materna, em casos de diabetes gestacional,[35] como o do feto pode predizer diabetes e hipertensão arterial prévia.[34] Por isso, a eficiência placentária e o crescimento do concepto são partes indissociáveis da dinâmica de crescimento intrauterino e, portanto, do seu estado de saúde.[36]

Durante a prenhez, a matriz deve ser capaz de garantir o suprimento adequado do feto, mesmo em situações em que a demanda esteja desbalanceada, entretanto, essa fase também é caracterizada por um processo inflamatório na placenta, para que esta possa garantir desde a implantação ao desenvolvimento fetal, aumentando inclusive os níveis circulantes de TNF-a, IL6 e IL1b.[37] Talvez por isso, estudos experimentais mostram que ninhadas de animais que receberam dieta rica em gordura nos períodos perinatais exibem menor peso ao nascer, são hipoinsulinêmicos e hipoleptinêmicos a despeito de uma concentração plasmática aumentada de insulina.[38] Também, camundongos cujas mães foram alimentadas com uma dieta hipercalórica durante a prenhez apresentam, além do baixo peso ao nascer, uma elevação na glicemia de jejum, imediatamente após o nascimento, apesar de níveis de insulina similares.[39]

O período em que as influências do ambiente externo passam a modificar o ambiente materno também importa. Os transportadores de ácidos graxos placentários parecem estar mais expressos em fêmeas que consumiram dieta hiperlipídica apenas na gestação; em contrapartida, tanto o transporte desse metabólito quanto de aminoácido parece estar regulado negativamente quando o consumo de dieta se faz apenas nos períodos pré-

-gestacionais.[40] Recentemente, um estudo do transcriptoma placentário revelou, ainda, que o desenvolvimento do labirinto, região especialmente importante nas trocas placentárias entre mãe e feto, pode estar negativamente regulados em modelos animais com obesidade materna.[41]

Uma vez que os distúrbios em determinada fase da vida podem afetar a função de células, órgãos e controles homeostáticos distintos do organismo, é a plasticidade do concepto que vai responder às influências recebidas do meio e direcionar a trajetória adaptativa quando esse organismo estiver na ausência do estímulo que iniciou o processo.[42,43]

O papel da programação na estrutura e função das ilhotas pancreáticas

O pâncreas endócrino

O pâncreas é uma glândula mista, com função tanto endócrina como exócrina. Imersas no tecido pancreático exócrino estão as ilhotas pancreáticas que, sob microscopia de luz, apresentam-se na forma de aglomerados arredondados de células poligonais, dispostas em cordões entremeados por uma rica rede de capilares sanguíneos e envolvidos por uma delgada cápsula rica em fibras reticulares.[44,45]

As ilhotas são constituídas por cinco tipos celulares com função endócrina: as células beta, secretoras de insulina; as células alfa, secretoras de glucagon; as células delta, secretoras de somatostatina; as células PP, que secretam o polipeptídeo pancreático; e as células épsilon, produtoras de grelina.[46-48]

Esses hormônios estão direta ou indiretamente envolvidos na homeostase glicêmica: a insulina tem ação hipoglicemiante, enquanto o glucagon tem ação hiperglicemiante; a somatostatina possui uma ação parácrina, inibindo a secreção de insulina e glucagon; o polipeptídeo pancreático pode exercer um papel inibitório na secreção exócrina pancreática e sobre a secreção de somatostatina, e a grelina inibe a secreção de insulina.[48-53]

A secreção dos hormônios do pâncreas endócrino é altamente regulada e está relacionada com a homeostase glicêmica, por meio de ações em tecidos periféricos, como fígado, músculos e tecido adiposo.[54-56] Todas as células endócrinas pancreáticas desempenham, direta ou indiretamente, um papel central na manutenção de níveis adequados de glicose no sangue, e um comprometimento no balanço da secreção desses hormônios está diretamente relacionado a disfunções que ocorrem no DM2.[57]

Maturação do pâncreas endócrino e secreção de insulina e programação fetal

Apesar de a insulina ser expressa nas células beta pancreáticas de fetos entre a 8ª e 9ª semana de gestação em humanos e 13,5 dias em camundongos (E13.5), a maturação da capacidade secretória ocorre somente alguns dias após o nascimento.[58]

Durante o desenvolvimento do pâncreas, as células beta expressam genes essenciais para maturação da função celular. Vários fatores de transcrição, que são importantes para a diferenciação celular e a ativação do gene de insulina durante o desenvolvimento, continuam a ser expressos em células beta maduras.

Muitos fatores de transcrição têm sido descritos com papel na ativação da transcrição do gene da insulina. PDX-1 (*pancreatic duodenal homeobox gene-1*), MafA (*V-maf musculoaponeurotic fibrosarcoma oncogene homolog A*) e NeuroD (*Neurogenic differentiation*), que são essenciais para o desenvolvimento do pâncreas e de células beta, parecem ter os maiores efeitos

Como mencionado anteriormente neste capítulo, a hipótese de Baker et al. era a de que ocorre uma reprogramação *in utero* quando da deficiência nutricional durante a gravidez, levando a atrasos no desenvolvimento de órgãos e tecidos como rins, tecido muscular e pâncreas endócrino, em favor de órgãos vitais como o cérebro, e esses ajustes iriam refletir na vida adulta no desenvolvimento de doenças renais, hipertensão e DM2.[1] Dados da literatura confirmaram essa hipótese ao demonstrar que tanto a fase de crescimento intrauterino quanto as fases iniciais da vida são fundamentais para o desenvolvimento e maturação do pâncreas endócrino.[59]

Desnutrição *in utero* e o metabolismo glicêmico

O crescimento fetal é um período controlado por interações específicas entre nutrientes, hormônios e fatores de crescimento. As proteínas IGFs (fatores de crescimento semelhantes à insulina) e seus ligantes desempenham um papel importante no crescimento e desenvolvimento fetal. Os IGFs (I e II) são estruturalmente semelhantes à pró-insulina e são chaves mitogênicas que afetam o crescimento e o metabolismo celular, atuando como fatores endócrinos, parácrinos e autócrinos. Um estudo realizado por Muaku et al., no qual uma dieta restrita em proteínas foi dada às mães durante a gravidez, mostrou uma redução de concentrações plasmáticas de IGF-I na prole, o que se relaciona com perdas no crescimento desses animais.[60]

Em ratos, a desnutrição proteica imposta durante períodos críticos de desenvolvimento leva a alterações mitocondriais no fígado e no músculo esquelético, principais locais de ação da insulina. A expressão gênica e a atividade das enzimas hepáticas são alteradas, com redução da glicoquinase e aumento da atividade da fosfoenolpiruvato carboxiquinase, indicando um aumento na síntese em vez da utilização de glicose.[61] A regulação hormonal da produção de glicose hepática também é alterada nesse modelo animal. Em ratos adultos recuperados da desnutrição intrauterina e neonatal, a insulina é incapaz de inibir a produção hepática de glicose estimulada pelo glucagon, enquanto esses animais são resistentes a tal hormônio. As concentrações de receptores de glucagon são reduzidas enquanto a concentração de receptores de insulina e GLUT-2 (transportador de glicose 2) é aumentada na membrana de hepatócitos de ratos recuperados de desnutrição.[62]

Em humanos, a associação entre baixo peso ao nascer e desenvolvimento de DM2 foi relatada pela primeira vez em estudos clássicos de Hales, que demonstraram um aumento de várias vezes na incidência de intolerância à glicose e DM2 em homens adultos que nasceram com baixo peso em comparação com aqueles que nasceram com peso normal.[63] Desde então, essas observações têm sido repetidas de forma consistente por vários pesquisadores em todo o mundo. No entanto, embora as evidências epidemiológicas que relacionam o baixo peso ao nascer com o aumento da suscetibilidade a DM2 sejam fortes,[64] os mecanismos moleculares e fisiológicos subjacentes a essa associação ainda estão sob investigação.

Já se reconhece que o baixo peso ao nascer está ligado à resistência à insulina em adultos, o que pode contribuir para o aumento do risco de desenvolver DM2.[65] Todavia, a suscetibilidade a DM2 de indivíduos com baixo peso ao nascer também foi aventada como atribuível à formação inadequada da massa de células beta.[63] Como já descrito anteriormente neste capítulo, o período fetal é crítico para o desenvolvimento pancreático endócrino em roedores e em humanos,[66] e os dados clínicos mostram que crianças e adultos com baixo peso ao nascer têm função das células beta prejudicadas em comparação com os que nasceram com peso normal.[67] De fato, um relatório concluiu que fetos humanos com retardo de crescimento severo têm uma redução na massa de células endócrinas pancreáticas na autópsia,[68] o que também foi demonstrado em modelo animal.[69] No entanto, como não é possível quantificar a massa de células beta *in vivo*, essa hipótese não pode ser testada diretamente em humanos.

Obesidade *in utero* e metabolismo glicêmico

Estudos com roedores mostraram que o consumo de alimentos ricos em gordura apenas durante a gravidez e lactação predispõe a prole à resistência à insulina e esteatose hepática.[70]

A prole de camundongos fêmeas alimentadas com dieta rica em gordura HFD, durante a gestação, apresentou redução da sensibilidade periférica à insulina e maior crescimento linear, em razão do aumento da concentração plasmática do fator de crescimento semelhante à insulina tipo 1 (IGF-1) associada ao aumento da expressão gênica do hormônio de liberação do hormônio do crescimento (GHRH). Esse efeito foi decorrente da menor expressão gênica de repressores transcricionais e redução da metilação da sequência codificadora do GHRH.[71]

Os resultados publicados em roedores são contraditórios entre si, no que concerne às alterações ocorridas no pâncreas endócrino da prole oriunda de mães que comeram dietas ricas em gordura durante a gestação.

Gniuli et al. descreveram que, na prole de ratos neonatos oriundos de mães alimentadas com dieta HFD durante a gestação, evidenciou-se hiperglicemia e alterações no desenvolvimento das células beta, incluindo um remodelamento estrutural do pâncreas, associado a um aumento da massa de células beta, por hipertrofia e hiperplasia, além de levar a aumento da síntese e secreção de insulina.[72]

Em contrapartida, também já foi observado que camundongos provenientes de mães que consumiram dieta HFD tiveram redução na massa de célula beta e apresentaram adaptação compensatória nas células beta remanescentes, levando a hipertrofia e aumento da secreção de insulina nessas células beta, o que está relacionado à superestimulação ou efeitos diretos da hiperglicemia e hiperlipidemia em razão da exposição a um ambiente metabolicamente alterado durante seu desenvolvimento.[73] Ainda que por aumento da massa de células beta ou por um processo compensatório após perda dessa massa, os resultados culminam com predisposição à resistência a insulina e desenvolvimento de DM2.

Para determinar o papel do ambiente diabético intrauterino *per se*, a prevalência de diabetes foi comparada em núcleos familiares, nos quais pelo menos um irmão nasceu antes e outro depois que a mãe foi diagnosticada com DM2. Filhos nascidos depois que sua mãe apresentou diabetes tinham um risco quatro vezes maior de diabetes e um IMC mais alto do que seus irmãos nascidos antes de sua mãe desenvolver diabetes.[9]

Ademais, um estudo multirracial recente conduzido em crianças e adolescentes filhos de mães obesas e/ou diabéticas demonstrou que exposição intrauterina ao diabetes ou obesidade está associada a maior resistência à insulina dos filhos do que a não exposição, apoiando a hipótese de que a supernutrição fetal resulta em anormalidades metabólicas durante a infância e a adolescência.[74]

Take home messages

- A prevalência da obesidade está potencialmente ligada ao estabelecimento da autoperpetuação dessa patologia por meio de, entre outros aspectos, mecanismos de programação na janela perinatal do desenvolvimento humano.

- A atenção multidisciplinar para o ambiente intrauterino e para as projeções fetais é importante se quisermos evitar a transmissão epigenética de condições patológicas e, dessa forma, avançar nas medidas de controle.

- Durante a gestação, o aconselhamento individual apropriado quanto à ingestão de nutrientes e ao ganho de peso parece ser de alta prioridade, e essa fase da vida deve ser usada como uma janela de oportunidade para mudanças comportamentais e de saúde metabólica, as quais, em última instância, permitem atenuar a prevalência de doenças crônicas não transmissíveis, como o DM2.

Referências bibliográficas

1. Hales CN, Barker DJ. Type 2 (non-insulin-dependent) diabetes mellitus: the thrifty phenotype hypothesis. Diabetologia. 1992;35(7):595-601.

2. Fernandez-Twinn DS, Hjort L, Novakovic B, Ozanne SE, Saffery R. Intrauterine programming of obesity and type 2 diabetes. Diabetologia. 2019;62(10):1789-1801.

3. Catalano PM, Ehrenberg HM. The short- and long-term implications of maternal obesity on the mother and her offspring. BJOG. 2006;113(10):1126-33.

4. WHO. World Health Organization: obesity and overweight. Fact sheet No. 311. 2018 [updated 16 February 2018]. Disponível em: http://www.who.int/news-room/fact-sheets/detail/obesity-and-overweight. Acesso em: 2 mar. 2022.

5. Rush EC, Yan MR. Evolution not revolution: nutrition and obesity. Nutrients. 2017;9(5):519.

6. Levine JA. Sick of sitting. Diabetologia. 2015;58(8):1751-8.

7. Cnattingius S, Bergström R, Lipworth L, Kramer MS. Prepregnancy weight and the risk of adverse pregnancy outcomes. N Engl J Med. 1998;338(3):147-52.

8. Yeh J, Shelton JA. Increasing prepregnancy body mass index: analysis of trends and contributing variables. Am J Obstet Gynecol. 2005;193(6):1994-8.

9. Dabelea D, Hanson RL, Lindsay RS, Petttitt DJ, Imperatore G, Gabir MM et al. Intrauterine exposure to diabetes conveys risks for type 2 diabetes and obesity: a study of discordant sibships. Diabetes. 2000;49(12):2208-11.

10. Levin BE, Govek E. Gestational obesity accentuates obesity in obesity-prone progeny. Am J Physiol. 1998;275(4):R1374-R1379.

11. Adamo KB, Ferraro ZM, Brett KE. Can we modify the intrauterine environment to halt the intergenerational cycle of obesity? Int J Environ Res Public Health. 2012;9(4):1263-1307.

12. Muhonen P, Holthofer H. Epigenetic and microRNA-mediated regulation in diabetes. Nephrol Dial Transplant. 2009;24(4):1088-96.

13. Herceg Z, Lambert MP, van Veldhoven K, Demetriou C, Vieneis P, Smith MT et al. Towards incorporating epigenetic mechanisms into carcinogen identification and evaluation. Carcinogenesis. 2013;34(9):1955-67.

14. Timper K, Brüning JC. Hypothalamic circuits regulating appetite and energy homeostasis: pathways to obesity. Dis Model Mech. 2017;10(6):679-89.

15. Melo AM, Benatti RO, Ignacio-Souza LM, Okino C, Torsoni AS, Milanski M et al. Hypothalamic endoplasmic reticulum stress and insulin resistance in offspring of mice dams fed high-fat diet during pregnancy and lactation. Metabolism. 2014;63(5):682-92.

16. Bouret SG. Development of hypothalamic circuits that control food intake and energy balance. In: Harris RBS, ed. Appetite and food intake: central control. 2. ed. Boca Raton (FL): CRC Press/Taylor & Francis; 2017. p.135-54.

17. Cesar HC, Pisani LP. Fatty-acid-mediated hypothalamic inflammation and epigenetic programming. J Nutr Biochem. 2017;42:1-6.

18. Brasil. Ministério da Saúde. Secretaria de Vigilância em Saúde. Departamento de Análise em Saúde e Vigilância de Doenças não Transmissíveis. Vigitel Brasil 2018: vigilância de fatores de risco e proteção para doenças crônicas por inquérito telefônico: estimativas sobre frequência e distribuição sociodemográfica de fatores de risco e proteção para doenças crônicas nas capitais dos 26 estados brasileiros e

no Distrito Federal em 2018. Ministério da Saúde, Secretaria de Vigilância em Saúde, Departamento de Análise em Saúde e Vigilância de Doenças não Transmissíveis. Brasília: Ministério da Saúde; 2019.

19. Ismail-Beigi F, Catalano PM, Hanson RW. Metabolic programming: fetal origins of obesity and metabolic syndrome in the adult. Am J Physiol Endocrinol Metab. 2006;291(3):E439-E440.

20. Di Cianni G, Miccoli R, Volpe L, Lencioni C, Del Prato S. Intermediate metabolism in normal pregnancy and in gestational diabetes. Diabetes Metab Res Rev. 2003;19(4):259-70.

21. Newbern D, Freemark M. Placental hormones and the control of maternal metabolism and fetal growth. Curr Opin Endocrinol Diabetes Obes. 2011;18(6):409-16.

22. Angueira AR, Ludvik AE, Reddy TE, Wicksteed B, Lowe WL Jr, Layden BT. New insights into gestational glucose metabolism: lessons learned from 21st century approaches. Diabetes. 2015;64(2):327-34.

23. Hattersley AT, Tooke JE. The fetal insulin hypothesis: an alternative explanation of the association of low birthweight with diabetes and vascular disease. Lancet. 1999;353(9166):1789-92.

24. Lee KW, Ching SM, Ramachandran V, Yee V, Hoo FK, Chia YC et al. Prevalence and risk factors of gestational diabetes mellitus in Asia: a systematic review and meta-analysis. BMC Pregnancy Childbirth. 2018;18(1):494.

25. Larqué E, Labayen I, Flodmark CE, Lissau I, Czernin S, Moreno LA et al. From conception to infancy – early risk factors for childhood obesity. Nat Rev Endocrinol. 2019;15(8):456-78.

26. WHO. World Health Organization. "World health statistics." NLM classification: WA 900.1. 2012. Disponível em: https://www.who.int/gho/publications/world_health_statistics/EN_WHS2012_Full.pdf. Acesso em: 7 mar. 2022.

27. Parsons TJ, Power C, Manor O. Fetal and early life growth and body mass index from birth to early adulthood in 1958 British cohort: longitudinal study. BMJ. 2001;323(7325):1331-35.

28. Martyn CN, Barker DJ, Osmond C. Mothers' pelvic size, fetal growth, and death from stroke and coronary heart disease in men in the UK. Lancet. 1996;348(9037):1264-8.

29. Forsén T, Eriksson J, Tuomilehto J, Reunanen A, Osmond C, Barker D. The fetal and childhood growth of persons who develop type 2 diabetes. Ann Intern Med. 2000;133(3):176-82.

30. Phipps K, Barker DJ, Hales CN, Fall CH, Osmond C, Clark PM. Fetal growth and impaired glucose tolerance in men and women. Diabetologia. 1993;36(3):225-8.

31. Salavati N, Gordijn SJ, Sovio U, Zill-E-Huma R, Gebril A, Charnock-Jones DS et al. Birth weight to placenta weight ratio and its relationship to ultrasonic measurements, maternal and neonatal morbidity: A prospective cohort study of nulliparous women. Placenta. 2018;63:45-52.

32. Dahlgren J, Nilsson C, Jennische E, Eriksson E, Niklasson A, Björntorp P et al. Prenatal cytokine exposure results in obesity and gender-specific programming. Am J Physiol Endocrinol Metab. 2001;281(2):E326-E334.

33. Redmer DA, Luther JS, Milne JS, Aitken RP, Johnson ML, Borowicz PP et al. Fetoplacental growth and vascular development in overnourished adolescent sheep at day 50, 90 and 130 of gestation. Reproduction. 2009;137(4):749-57.

34. Godfrey KM. The role of the placenta in fetal programming-a review. Placenta. 2002;23 Suppl A:S20-S27.

35. Godfrey K, Robinson S, Barker DJ, Osmond C, Cox V. Maternal nutrition in early and late pregnancy in relation to placental and fetal growth. BMJ. 1996;312(7028):410-4.

36. Fowden AL, Sferruzzi-Perri AN, Coan PM, Constancia M, Burton GJ. Placental efficiency and adaptation: endocrine regulation. J Physiol. 2009;587(Pt 14):3459-72.

37. Wedekind L, Belkacemi L. Altered cytokine network in gestational diabetes mellitus affects maternal insulin and placental-fetal development. J Diabetes Complications. 2016;30(7):1393-1400.

38. Howie GJ, Sloboda DM, Kamal T, Vickers MH. Maternal nutritional history predicts obesity in adult offspring independent of postnatal diet. J Physiol. 2009;587(Pt 4):905-15.

39. de Paula Simino LA, de Fante T, Figueiredo Fontana M, Borges FO, Torsoni MA, Milanski M et al. Lipid overload during gestation and lactation can independently alter lipid homeostasis in offspring and promote metabolic impairment after new challenge to high-fat diet. Nutr Metab (Lond). 2017;14:16.

40. Song YP, Chen YH, Gao L, Wang P, Wang XL, Luo B et al. Differential effects of high-fat diets before pregnancy and/or during pregnancy on fetal growth development. Life Sci. 2018;212:241-50.

41. de Barros Mucci D, Kusinski LC, Wilsmore P, Loche E, Pantaleão LC, Ashmore TJ et al. Impact of maternal obesity on placental transcriptome and morphology associated with fetal growth restriction in mice. Int J Obes (Lond). 2020;44(5):1087-96.

42. Fleming TP, Lucas ES, Watkins AJ, Eckert JJ. Adaptive responses of the embryo to maternal diet and consequences for post-implantation development. Reprod Fertil Dev. 2011;24(1):35-44.

43. Bromfield JJ, Schjenken JE, Chin PY, Care AS, Jasper MJ, Robertson SA. Maternal tract factors contribute to paternal seminal fluid impact on metabolic phenotype in offspring. Proc Natl Acad Sci U S A. 2014;111(6):2200-5.

44. Findlay JA, Thomas NW. Histology and cytology of the islets of Langerhans in the Mongolian gerbil (Meriones unguiculatus). Acta Anat (Basel). 1980;108(4):446-62.

45. Gómez Dumm CL, Galeano AM, Genoro S, Gagliardino JJ. Appearance of immunoreactive endocrine cells during the development of the rat pancreas, with special reference to polypeptide-secreting cells. Acta Anat (Basel). 1987;130(2):158-62.

46. Orci L. The microanatomy of the islets of Langerhans. Metabolism. 1976;25(11 Suppl 1):1303-13.

47. Cabrera O, Berman DM, Kenyon NS, Ricordi C, Berggren PO, Caicedo A. The unique cytoarchitecture of human pancreatic islets has implications for islet cell function. Proc Natl Acad Sci U S A. 2006;103(7):2334-9.

48. Hellman B, Salehi A, Grapengiesser E, Gylfe E. Isolated mouse islets respond to glucose with an initial peak of glucagon release followed by pulses of insulin and somatostatin in antisynchrony with glucagon. Biochem Biophys Res Commun. 2012;417(4):1219-23.

49. Kanno T, Gopel SO, Rorsman P, Wakui M. Cellular function in multicellular system for hormone-secretion: electrophysiological aspect of studies on alpha-, beta- and delta-cells of the pancreatic islet. Neurosci Res. 2002;42(2):79-90.

50. Dezaki K, Kakei M, Yada T. Ghrelin uses Galphai2 and activates voltage-dependent K+ channels to attenuate glucose-induced Ca2+ signaling and insulin release in islet beta-cells: novel signal transduction of ghrelin. Diabetes. 2007;56(9):2319-27.

51. Kojima S, Ueno N, Asakawa A, Sagiyama K, Naruo T, Mizuno S et al. A role for pancreatic polypeptide in feeding and body weight regulation. Peptides. 2007;28(2):459-63.

52. Wierup N, Sundler F, Heller RS. The islet ghrelin cell. J Mol Endocrinol. 2013;52(1):R35-R49.

53. Kim W, Fiori JL, Shin YK, Okun E, Kim JS, Rapp PR et al. Pancreatic polypeptide inhibits somatostatin secretion. FEBS Lett. 2014;588(17):3233-9.

54. Martyn JA, Kaneki M, Yasuhara S. Obesity-induced insulin resistance and hyperglycemia: etiologic factors and molecular mechanisms. Anesthesiology. 2008;109(1):137-48.

55. Petersen KF, Dufour S, Savage DB, Solomon G, Yonemitsu S, Cline GW et al. The role of skeletal muscle insulin resistance in the pathogenesis of the metabolic syndrome. Proc Natl Acad Sci U S A. 2007;104(31):12587-94.

56. Perry RJ, Samuel VT, Petersen KF, Shulman GI. The role of hepatic lipids in hepatic insulin resistance and type 2 diabetes. Nature. 2014;510(7503):84-91.

57. Jeffery N, Harries LW. β-cell differentiation status in type 2 diabetes. Diabetes Obes Metab. 2016;18(12):1167-75.

58. Blum B, Hrvatin S, Schuetz C, Bonal C, Rezania A, Melton DA. Functional beta-cell maturation is marked by an increased glucose threshold and by expression of urocortin 3. Nat Biotechnol. 2012;30(3):261-4.

59. Remacle C, Dumortier O, Bol V, Goose K, Romanus P, Theys N et al. Intrauterine programming of the endocrine pancreas. Diabetes Obes Metab. 2007;9 Suppl 2:196-209.

60. Muaku SM, Beauloye V, Thissen JP, Underwood LE, Ketelslegers JM, Maiter D. Effects of maternal protein malnutrition on fetal growth, plasma insulin-like growth factors, insulin-like growth factor binding proteins, and liver insulin-like growth factor gene expression in the rat. Pediatr Res. 1995;37(3):334-42.

61. Park KS, Kim SK, Kim MS, Cho EY, Lee JH, Lee KU et al. Fetal and early postnatal protein malnutrition cause long-term changes in rat liver and muscle mitochondria. J Nutr. 2003;133(10):3085-90.

62. Ozanne SE, Smith GD, Tikerpae J, Hales CN. Altered regulation of hepatic glucose output in the male offspring of protein-malnourished rat dams. Am J Physiol. 1996;270(4 Pt 1):E559-E564.

63. Hales CN, Barker DJ, Clark PM, Cox LJ, Fall C, Osmond C et al. Fetal and infant growth and impaired glucose tolerance at age 64. BMJ. 1991;303(6809):1019-22.

64. Whincup PH, Kaye SJ, Owen CG, Huxley R, Cook DG, Anazawa S et al. Birth weight and risk of type 2 diabetes: a systematic review. JAMA. 2008;300(24):2886-97.

65. Phillips DI, Barker DJ, Hales CN, Hirst S, Osmond C. Thinness at birth and insulin resistance in adult life. Diabetologia. 1994;37(2):150-4.

66. Rahier J, Wallon J, Henquin JC. Cell populations in the endocrine pancreas of human neonates and infants. Diabetologia. 1981;20(5):540-6.

67. Brufani C, Grossi A, Fintini D, Tozzi A, Nocerino V, Patera PI et al. Obese children with low birth weight demonstrate impaired beta-cell function during oral glucose tolerance test. J Clin Endocrinol Metab. 2009;94(11):4448-52.

68. Van Assche FA, De Prins F, Aerts L, Verjans M. The endocrine pancreas in small-for-dates infants. Br J Obstet Gynaecol. 1977;84(10):751-3.

69. Calzada L, Morales A, Sosa-Larios TC, Reyes-Castro LA, Rodrígues-Gonzaléz GL, Rodrígues-Mata V et al. Maternal protein restriction during gestation impairs female offspring pancreas development in the rat. Nutr Res. 2016;36(8):855-62.

70. Ashino NG, Saito KN, Souza FD, Nakutz FS, Roman EA, Velloso LA et al. Maternal high-fat feeding through pregnancy and lactation predisposes mouse offspring to molecular insulin resistance and fatty liver. J Nutr Biochem. 2012;23(4):341-8.

71. Dunn GA, Bale TL. Maternal high-fat diet promotes body length increases and insulin insensitivity in second-generation mice. Endocrinology. 2009;150(11):4999-5009.

72. Gniuli D, Calcagno A, Caristo ME, Mancuso A, Macchi V, Mingrone G et al. Effects of high-fat diet exposure during fetal life on type 2 diabetes development in the progeny. J Lipid Res. 2008;49(9):1936-45.

73. Masiello P. Animal models of type 2 diabetes with reduced pancreatic beta-cell mass. Int J Biochem Cell Biol. 2006;38(5-6):873-93.

74. Sauder KA, Hockett CW, Ringham BM, Glueck DH, Dabelea D. Fetal overnutrition and offspring insulin resistance and β-cell function: the Exploring Perinatal Outcomes among Children (EPOCH) study. Diabet Med. 2017;34(10):1392-9.

3

Nutrição e origens desenvolvimentistas do câncer de mama e próstata

THOMAS PRATES ONG
LUIS ANTONIO JUSTULIN JR
LUIS FERNANDO BARBISAN

O câncer como um problema da biologia do desenvolvimento

A embriogênese e o desenvolvimento tumoral apresentam diversas similaridades quanto ao comportamento e à regulação molecular. A ligação entre desenvolvimento e carcinogênese não é nova e foi proposta há quase dois séculos. Em 1829, os patologistas franceses Lobstein e Recamier postularam que o câncer se origina de remanescentes celulares do embrião.[1] Algumas décadas depois, o biólogo do desenvolvimento britânico John Beard foi o primeiro a destacar os paralelos entre trofoblastos e células neoplásicas, classificando essas últimas como trofoblastos irresponsáveis.[2]

Entretanto, foi apenas a partir da década de 1950 que o interesse nas relações conceituais entre câncer, diferenciação celular e desenvolvimento embrionário passaram a reemergir, graças ao trabalho pioneiro de pesquisadores como G. Barry Pierce, que promoveu a integração dos campos da embriologia e patologia.[3] Ele propôs o conceito de que carcinomas são caricaturas do processo de renovação tecidual, cujas células-tronco malignas derivadas de células-tronco normais estariam na base da transformação neoplásica. Assim, de acordo com Pierce, o câncer pode ser visto como um problema da biologia do desenvolvimento. Nesse sentido, a carcinogênese pode ser ainda entendida como um desvio da organogênese rudimentar.

Importante destacar que a maior parte dos estudos sobre desenvolvimento e carcinogênese tem focado na aquisição de comportamentos primitivos por parte de tumores. Todavia, a conexão entre desenvolvimento e carcinogênese é menos frequentemente considerada a partir de uma perspectiva do início da vida. Portanto, focaremos no presente capítulo na nutrição no início da vida e origens desenvolvimentistas do câncer de mama (CaM), o tipo de neoplasia mais estudado nesse contexto. Além disso, abordaremos a perspectiva de que o câncer de próstata também tenha origem no início da vida.

O início da vida como origem do câncer de mama

Ainda que sugestões de influência das experiências de uma mulher no início da vida no seu risco tardio de desenvolvimento de CaM tenham sido descritas por décadas, foi Dimitrios Trichopoulos o responsável por chamar a atenção para essa hipótese. Em um editorial,[4] questionou-se se o CaM se originaria *in utero* e ele propôs que concentrações elevadas de estrógenos e, possivelmente, outros hormônios, durante a gestação poderiam aumentar a probabilidade de as filhas desenvolverem tal doença na vida adulta ao criar um *solo fértil* para a iniciação do câncer.

Desde então, dados de estudos epidemiológicos e experimentais têm se acumulado, embasando essa hipótese.[5] Assim, por exemplo, o maior peso ao nascer, parâmetro indicativo do desenvolvimento fetal e que pode refletir maior exposição ao estrógeno materno, associa-se a um risco aumentado para o câncer na pré e pós-menopausa. Além disso, outras experiências *in utero*, como pré-eclâmpsia e gestação gemelar dizigótica, reduz e aumenta, respectivamente, o risco para o CaM. Prova de conceito foi obtida a partir de um *quase*-experimento em que mulheres utilizaram o dietilestilbestrol, um estrógeno sintético, para evitar abortos espontâneos. Verifica-se que suas filhas apresentam risco aumentado para o CaM na idade adulta.[6] Da mesma forma, resultados de um estudo recente mostram risco aumentado para a doença em filhas de mulheres que foram expostas a concentrações elevadas de dicloro-difenil-tricloroetano (DDT) durante a gestação,[7] indicando papel importante de exposições no início da vida a toxicantes como substâncias organocloradas. Dados da coorte da *fome holandesa* mostram que episódios de desnutrição grave durante a vida intrauterina também aumentam o risco para a doença.[8]

A maior parte das evidências relacionando o início da vida com o risco de CaM na idade adulta foi obtida a partir de estudos em animais, principalmente em ratos e camundongos. Esses estudos mostram modulação do risco de CaM na prole feminina na idade adulta, quando se promovem intervenções durante a gestação e/ou lactação com dietas hiperlipídicas à base de óleo de milho, banha de porco, azeite de oliva e óleo de peixe; e hipoproteicas, com deficiência ou suplementação com micronutrientes como zinco e ácido fólico, com suplementação de compostos polifenólicos como genisteína da soja e antocianinas do mirtilo. Dentre os mecanismos associados com as origens desenvolvimentistas do CaM, destacam-se alterações no desenvolvimento da glândula mamária durante a vida fetal e neonatal, por conta de exposições maternas.[5]

Desregulação do desenvolvimento da glândula mamária como mecanismo de programação do risco de câncer de mama

Além de hormônios intrauterinos, exposição a toxicantes e nutrição inadequada poderiam alterar os padrões de desenvolvimento fetal, incluindo o da glândula mamária, e aumentar a sua suscetibilidade ao desenvolvimento tumoral na idade adulta. A glândula mamária apresenta um padrão único de desenvolvimento, que compreende diferentes estágios ao longo do curso de vida e separados por anos ou décadas. Esses incluem a vida embrionária, puberdade, gestação e lactação e que levam ao desenvolvimento de lóbulos mamários terminais do tipo 1, 2, 3 e 4 (do menor ao maior grau de diferenciação).

O início da morfogênese mamária ocorre durante a embriogênese, quando a estrutura rudimentar se origina com ramificação bastante limitada. Na glândula mamária primitiva do embrião encontram-se dois compartimentos celulares: o epitélio e o estroma, derivados da ectoderme e mesoderme, respectivamente. Após o nascimento, a estrutura mamária é mantida em estado quiescente e seu crescimento ocorre de forma isométrica, acompanhado do padrão de crescimento geral da criança. Durante a pré-puberdade, a invasão do estroma (tecido adiposo e conectivo, vasos sanguíneos, já em estado maduro) pelo parênquima glândular (ainda em estado embriônico) ocorre de forma bastante lenta. O segundo estágio-chave do desenvolvimento é a puberdade, quando estímulo hormonal e de fatores de crescimento induzem ampla expansão estromal e epitelial. Observa-se extenso elongamento do tubo epitelial, acompanhado de ramificação mais intensa do que durante a embriogênese. Durante esse estágio, em razão das ações estimulatórias do estrógeno, hormônio de crescimento e fator de crescimento tipo insulina, o *fat pad* é preenchido por epitélio. A diferenciação completa da glândula mamária ocorre apenas após a 1ª gestação completa.[9]

Dessa forma, a intensa remodelação da glândula mamária durante a vida intrauterina, neonatal e puberdade, que envolve contínua proliferação, diferenciação e morte celular, torna esse órgão bastante plástico nessas fases do desenvolvimento e especialmente suscetível à desregulação induzida por fatores ambientais. Esses períodos específicos na vida de uma mulher representam, assim, janelas de suscetibilidade ao CaM.[5]

Nutrição materna durante a gestação e lactação e suscetibilidade da prole feminina à carcinogênese mamária

A nutrição materna representa um fator-chave para o crescimento do feto e desenvolvimento adequado de diferentes órgãos/sistemas, incluindo a glândula mamária. Estudos conduzidos em animais, sobretudo em roedores, têm sido úteis para se avaliar o impacto de intervenções dietéticas maternas, em etapas específicas do desenvolvimento como gestação e lactação, na suscetibilidade de sua prole feminina à carcinogênese mamária.[10] Embora alguns estudos tenham utilizado linhagens transgênicas de camundongos, a grande maioria fundamenta-se no uso dos modelos clássicos com base na iniciação com os carcinógenos 7,12-dimetilbenzoantraceno (DMBA) ou *N*-Metil-*N*-nutrosourea (MNU). Esses últimos são amplamente utilizados em razão de vários fatores, incluindo similaridade entre roedores e humanos quanto ao desenvolvimento e carcinogênese na glândula mamária, tempo relativamente curto para o aparecimento das neoplasias mamárias, incidência de lesões de praticamente 100%, uso de apenas uma dose de carcinógeno e especificidade de indução das neoplasias na glândula mamária, mas com metástases raras.[11]

Nesse modelo, a iniciação com DMBA ou MNU ocorre quando ratas *Sprague-Dawley* virgens têm entre 45 e 55 dias de idade, período em que os animais se encontram mais suscetíveis à ação do carcinógeno pelo elevado número de *Terminal End Buds* (TEBs) nas glândulas mamárias.[12] TEBs são estruturas que se encontram nas extremidades da árvore epitelial e que estimulam o elongamento ductular e o desenvolvimento mamário. Quando a árvore epitelial atinge a extremidade do *fat pad*, as TEBs se diferenciam em botões alveolares ou regridem a botões terminais. Dessa forma, essas estruturas estão presentes entre a puberdade e o início da idade adulta.[13]

Em consequência da sua alta taxa de proliferação celular e presença de células-tronco, as TEBs são consideradas sítios de iniciação da carcinogênese. Uma correlação positiva entre número de TEBs e/ou aumento da proliferação celular e redução de apoptose nessas estruturas e suscetibilidade ao CaM tem sido observada em estudos com intervenções nutricionais maternas.[14] Importante ressaltar que, em mulheres, estruturas similares às TEBs são denominadas unidades ducto-lobulares terminais, que são apontadas como sítios de iniciação do CaM.[15]

Dentre as diferentes intervenções maternas durante a gestação e/ou lactação capazes de programar em roedores risco aumentado de CaM, destaca-se o consumo de dietas hiperlipídicas à base de óleo de milho e dietas indutoras de obesidade. Além disso, o consumo materno de ração hipoproteica durante a gestação aumentou a suscetibilidade da prole feminina à carcinogênese mamária, especialmente quando essa recebeu ração hipercalórica na idade adulta. Outros fatores nutricionais relevantes no contexto das origens desenvolvimentistas do CaM incluem zinco (Zn), ácido fólico, genisteína (soja), reseveratrol (vinho tinto) e compostos polifenólicos do mirtilo, fibras alimentares e etanol.[5,10]

Do ponto de vista do consumo materno de lipídios, estudos em ratas *Sprague-Dawley* mostram que o consumo excessivo de óleo de milho (rico em ácidos PUFA n-6) ou de Crisco (marca americana de gordura vegetal rica em ácidos graxos saturados provenientes do óleo de algodão e em PUFA n-6 de óleo de soja) durante a gestação aumentou a suscetibilidade de prole feminina à carcinogênese mamária induzida por DMBA. Nesse estudo, os efeitos foram associados à alteração da glândula mamária indicada pelo maior número de TEBs. Por outro lado, efeitos opostos foram observados após consumo materno, durante gestação e lactação ou lactação, de óleos de peixe ou canola que representam importantes fontes de PUFA n-3.[10]

Um estudo de nossos grupos de pesquisas[13] investigou se o consumo materno de lipídios de origem animal aumentaria o risco de CaM na prole feminina. Para tanto, ratas *Sprague-Dawley* receberam ração controle AIN-93G ou ração hiperlipídica à base de banha de porco (60% de energia derivada de lipídios), durante a gestação ou gestação e lactação. Contrariamente ao esperado, em comparação à prole controle, menor suscetibilidade à carcinogênese mamária foi observada na prole feminina de ratas que haviam consumido a ração hiperlipídica durante a gestação ou gestação e lactação (apenas menor multiplicidade de neoplasias). Os animais expostos à ração hiperlipídica apenas *in utero* apresentaram na glândula mamária menor elongamento epitelial, proliferação celular, expressão da subunidade p65 de NF-kappaB, razão de Rank/Rankl e concentrações séricas de progesterona e maior expressão de p21 e níveis globais de H3K9me3. Os animais expostos à ração hiperlipídica durante o período intrauterino e neonatal apresentaram menor número de TEBs, elongamento epitelial e razão Bcl2/Bax.[13]

Os micronutrientes, que incluem vitaminas e minerais, são essenciais para a regulação de várias atividades celulares, incluindo metabolismo, atividade antioxidante, reparo de DNA e proliferação, diferenciação e morte celular. Em especial, o papel da deficiência e suplementação com Zn e da suplementação com ácido fólico durante a gestação/lactação e o risco de desenvolvimento de CaM nas descendentes tem sido investigado em diferentes modelos animais iniciados com DMBA e MNU.

O ácido fólico tem papel regulatório importante na síntese de DNA, de RNA e de proteínas RNA na glândula mamária, mas existem poucos achados epidemiológicos e experimentais sobre os efeitos da suplementação materna de ácido fólico e o risco de desenvolvimento do CaM na vida adulta. Em estudos com animais, a suplementação com ácido fólico (5 mg/kg de ração) durante a gestação e lactação, embora tenha reduzido o número de TEBs na glândula mamária,[14] aumentou a multiplicidade de tumores mamários induzidos por DMBA na prole feminina, em comparação ao grupo controle (2 mg/kg de ração).[15] Por outro lado, evidências epidemiológicas indicam que a suplementação materna com ácido fólico (5 mg/kg de peso corpóreo) não foi associada ao aumento do risco de desenvolvimento de CaM em mulheres com seguimento entre os anos de 1980-2013.[16] Assim, embora tenha sido preconizada a fortificação de alimentos com ácido fólico para a população em geral, não se têm estudos epidemiológicos e experimentais suficientes para avaliar a segurança da suplementação materna de ácido de fólico e o desenvolvimento de CaM em descendentes com alto ou baixo risco para essa neoplasia.

O Zn é um elemento essencial importante para os processos de diferenciação, desenvolvimento, produção de leite e involução da glândula mamária. Estudos com camundongos mostraram que a deficiência materna de Zn (15 mg/kg de ração), durante a gestação e lactação, alterou a secreção de leite materno e aumentou a incidência de lesões mamárias induzidas por DMBA, administrado nas mães duas semanas após o desmame dos filhotes quando comparado ao grupo controle (30 mg/kg de ração). Nossos grupos de pesquisa também avaliaram os efeitos da deficiência e suplementação de Zn na dieta materna sobre o risco de desenvolvimento de CaM em modelos induzidos quimicamente em camundongos e ratos.[17,18] No modelo em ratos, a suplementação de Zn (180 mg/kg de ração), mais que a deficiência (3 mg/kg de ração) nas fases de gestação, lactação e juvenil, resultou em maior número de tumores com redução de sua latência na prole de fêmeas iniciadas com o DMBA em relação ao grupo controle (30 mg/kg de ração).[17] No estudo com camundongos, a suplementação de Zn (45 mg/kg de ração) na gestação resultou em níveis mais altos de proliferação celular e apoptose na glândula mamária. Além disso, a deficiência (8 mg/kg de ração) e a suplementaçõ de Zn (45 mg/kg de ração) resultaram em tumores mamários mais pesados que os do grupo controle (30 mg/kg de ração) em modelo induzido por medroxiprogesterona e DMBA.[18] Na ausência de estudos epidemiológicos/clínicos, as evidências *in vivo* indicam que tanto a deficiência quanto a suplementação de Zn maternas podem alterar o risco para o desenvolvimento do CaM na prole feminina.

Processos epigenéticos e células-tronco embrionárias como potenciais alvos moleculares e celulares envolvidos na programação materna do câncer de mama

Embora se tenha mostrado em diferentes estudos experimentais que a má nutrição materna pode aumentar o risco de CaM nas filhas por meio da alteração do desenvolvimento da glândula mamária, poucos estudos buscaram elucidar o potencial envolvimento de alterações epigenéticas e caracterizar quais células específicas são implicadas.

Verifcou-se, inicialmente, maior estado de hipometilação no éxon I do gene que codifica para receptor de estrógeno nas glândulas mamárias da prole feminina de ratas que consumiram ração hiperlipídica à base de óleo de milho durante a gestação, condição que aumentou a suscetibilidade ao CaM na prole. Além disso, de Assis et al.[19] observaram em modelo de ratas que filhas e netas de mães que haviam consumido ração hiperlipídica à base de óleo de milho apresentaram suscetibilidade aumentada à carcinogênese mamária. Ademais, a exposição materna ao etinilestradiol durante a gestação também resultou em programação transgeracional do risco de CaM, que foi aumentado tanto nas filhas como nas bisnetas. Nesse caso, os efeitos do estradiol foram associados a alterações na maquinaria epigenética e padrão de metilação do DNA no tecido mamário de todas as gerações afetadas.[19] Postula-se que intervenções epigenéticas poderiam constituir a base de intervenções clínicas para a prevenção do CaM antes mesmo de o indivíduo nascer.[20]

Trichopoulos et al.[21] propuseram modelo etiológico em que a probabilidade de se desenvolver CaM depende do número de células-tronco mamárias, que é determinado no início da vida. Nesse modelo, hormônios mamotróficos atuando tanto no início como em fases mais tardias da vida poderiam afetar a replicação de determinadas células-tronco mamárias, aumentando a probabilidade de acúmulo de mutações somáticas e expansão dos clones iniciados.[21] Essa hipótese denominada *stem cell burden* está em linha com a hipótese geral da *Cancer Stem Cell*, que considera que o risco de CaM seja decorrente, em parte, do número de células-tronco/progenitoras passíveis de transformação. A programação do risco de CaM via experiências maternas poderia envolver alteração na expressão de genes em células-tronco ou progenitoras, alteração na capacidade do nicho de células-tronco de regular o destino dessas células, ou aumento do número de TEBs ou de células-tronco nessas estruturas. Nesse sentido, uma glândula mamária com maior risco de desenvolvimento tumoral poderia apresentar maior número de células-tronco ou progenitoras da linhagem celular luminal, proposta como a origem do CaM, ou, ainda, maior número de células da linhagem mioepitelial não comprometidas, com consequente menor diferenciação em células mioepiteliais associadas à proteção de células-tronco.[10] Digna de nota é a constatação em camundongos de que parte das células-tronco/progenitoras mamárias embrionárias se mantém quiescente e pode ser encontrada nas glândulas mamárias de animais adultos.[22] Nesse sentido, os autores do estudo ressaltam que isso poderia auxiliar no entendimento de como exposições fetais podem aumentar o risco de CaM décadas depois, sendo necessário elucidar como tais células-tronco/progenitoras mamárias embrionárias respondem a insultos associados à programação da doença.[22]

Nutrição paterna durante a preconcepção e suscetibilidade da prole feminina à carcinogênese mamária

Evidências crescentes mostram que a exposição de pais a diferentes fatores como má nutrição, obesidade, sedentarismo e toxicantes aumentam o risco de sua prole desenvolver doenças metabólicas (ver Capítulo 11).

Durante a gametogênese masculina, o epigenoma encontra-se especialmente plástico e suscetível à desregulação induzida por fatores ambientais e estilo de vida paterno. Dessa forma, aventa-se que alterações em nível de metilação do DNA, histonas e microRNAs poderiam representar mecanismos moleculares associados à programação do risco de doenças crônicas, via linhagem germinativa paterna. Esse fenômeno poderia potencialmente envolver a herança de marcas epigenéticas desreguladas nas células espermáticas induzidas por fatores ambientais durante determinadas janelas de suscetibilidade ao longo do curso da vida do homem. Essas incluiriam a embriogênese, pré-puberdade e as fases reprodutiva e de zigoto.[23]

São bastante limitadas, entretanto, as informações na literatura quanto à influência paterna no risco de CaM em suas filhas. Dados de alguns poucos estudos epidemiológicos mostram que a maior idade e nível educacional paternos estão associados ao maior risco de desenvolvimento desse câncer na descendência.[24] Ao que melhor nos conste, estudos recentes de nossos grupos de pesquisa forneceram as primeiras evidências de que a nutrição paterna influencia o risco de CaM na prole feminina.[25-27]

Apesar de o selênio ser também essencial para a espermatogênese, o impacto de seu consumo paterno na programação de doenças crônicas é pouco estudado. Dessa forma, em um primeiro estudo,[25] avaliou-se o impacto do consumo de rações deficientes ou suplementadas com selênio por ratos machos durante a preconcepção na suscetibilidade da prole feminina à carcinogênese mamária induzida por DMBA. Mais especificamente, os animais receberam as referidas rações ou a controle a partir de seu desmame até o amadurecimento sexual. Foram, então, acasalados com fêmeas que receberam apenas ração comercial. Após o desmame, a prole também recebeu apenas a ração comercial. De acordo com os resultados, a deficiência de selênio em machos alterou o desenvolvimento da glândula mamária na prole feminina, verificado pelo aumento do número de TEBs, elongamento epitelial e proliferação celular. Isso pode estar associado à maior suscetibilidade à carcinogênese mamária (maior incidência e grau tumoral) observada nas filhas. Por outro lado, a suplementação paterna com selênio não exerceu nenhuma ação nesse sentido. Com base nos resultados, concluiu-se que a má nutrição (deficiência de selênio) paterna pode programar o risco de câncer nas filhas. Além disso, firmou-se que, em vez de suplementar pais com doses elevadas de selênio, seria mais prudente garantir seu consumo nos níveis recomendados de ingestão, com vistas a reduzir o risco desse câncer na descendência.[25] A deficiência de selênio é especialmente frequente em homens em idade reprodutiva.

Em um outro estudo em um modelo de ratos[26] por nós conduzido, compararam-se os efeitos do consumo paterno de ração hiperlipídica à base de banha de porco (rico em ácidos graxos saturados) ou óleo de milho (rico em PUFA n-6), durante a preconcepção (desde o desmame até a puberdade), no desenvolvimento da glândula mamária e suscetibilidade à carcinogênese mamária da prole feminina. De forma interessante, o consumo dessas rações hiperlipídicas resultou em efeitos opostos: o consumo de banha de porco aumentou, enquanto o de óleo de milho reduziu o risco de CaM na prole feminina. Os efeitos deletérios da banha de porco incluíram alteração no desenvolvimento da glândula mamária, aumento e redução da proliferação celular e apoptose mamária. Esses efeitos de programação paterna envolveram também alteração no perfil de miRNAs (miR-1897-5p, miR-219-1-3p, e miR-376a#) no esperma dos pais e glândulas mamárias das respectivas filhas, particularmente daqueles envolvidos na regulação de genes que codificam proteínas envolvidas na transição epitélio-mesênquima (por exemplo, Pkd1, TGfbetaR1, TGfbeta, Akt, p-Jnk, Mtor, Mkk4, pSmad3qSmad3).[26]

Perspectiva: o câncer de próstata como doença com origem no início da vida

O câncer de próstata (CaP) é o segundo mais incidente entre os homens (atrás do câncer de pele não melanoma). Apesar de etiologia complexa, o envelhecimento, fatores genéticos e estilo de vida são os maiores fatores de risco associados ao CaP. Entretanto, estudos epidemiológicos e experimentais têm demonstrado que, assim como descrito para o CaM, o CaP pode ter origem *in utero*, a partir da exposição materna a condições adversas durante a gestação. A hipótese de o CaP ter origem ainda no ambiente intrauterino se alicerça no conceito da Origem Desenvolvimentista da Saúde e da Doença (DOHaD), que nas últimas décadas tem demonstrado, de forma consistente, que o início da vida pode ser um período crítico para a programação da trajetória de saúde e doenças dos descendentes.[28] As primeiras evidências de que o CaP poderia se originar no início da vida foram descritas pelo patologista William Gardner, décadas atrás. Gardner[29] propôs, com base em suas observações clínicas, que a origem de doenças prostáticas, incluindo o CaP, pode estar sob a influência do ambiente intrauterino, período em que se inicia a morfogênese prostática, com intensa proliferação e diferenciação celulares, em resposta ao aumento dos níveis circulantes de andrógenos sintetizados pelos testículos fetais. Dessa forma, o período intrauterino de desenvolvimento tem sido considerado como uma janela de alta vulnerabilidade, e a exposição a agentes estressores, que pode alterar não somente a biologia da próstata, como também programar o desenvolvimento de doenças prostáticas ao longo do envelhecimento.[30]

Estrógeno e a origem desenvolvimentista do câncer de próstata

Apesar da importância dos andrógenos para o desenvolvimento prostático normal, além de estarem classicamente envolvidos na gênese do CaP, estudos têm demonstrado que a exposição a níveis elevados de estrógenos durante o período intrauterino pode predispor ao desenvolvimento do CaP nos descendentes. A alta incidência de CaP, observada em homens afro-americanos, tem sido associada, ao menos em parte, à exposição gestacional a níveis elevados de estrógeno, uma vez que mulheres afro-americanas apresentam maiores níveis circulantes de estrógeno durante a gestação quando comparados aos de mulheres caucasianas.[31] Modelos experimentais têm sido usados para identificação dos mecanismos moleculares envolvidos na carcinogênese prostática no início da vida. Estudos com roedores demonstraram que a exposição neonatal à 17ß-Estradiol-3-Benzoato ou Bisfenol A (BPA) promoveu alterações genéticas e epigenéticas na próstata desses animais, como mudança no perfil de metilação de regiões promotoras dos genes Chst14, Creb3L4, Paqr4, Pitx3, Sox2, TPD52, e wnt10b, e a maioria desses genes participa da manutenção da pluripotência das células prostáticas, além de estar associada à recorrência do CaP.[32]

Má nutrição materna como fator de risco para o câncer de próstata

Além da exposição intrauterina/neonatal a níveis desregulados de hormônios sexuais, outros fatores de risco têm sido associados à origem desenvolvimentista do CaP, dentre eles a má alimentação materna. Estudos epidemiológicos demonstraram que a nutrição inadequada durante a gestação pode ter efeitos permanentes sobre a próstata e interferir na incidência de CaP nos descendentes. Em uma das poucas oportunidades para se explorar os efeitos da restrição alimentar materna sobre o CaP humano, Keinan-Boker et al.[33] demonstraram que, durante o Holocausto, homens judeus expostos à restrição alimentar no início da vida apresentaram risco aumentado para o CaP com o envelhecimento. Embora trágico, esse episódio proporcionou identificar os impactos negativos da má alimentação materna sobre a carcinogênese prostática. Com o objetivo de se identificarem os mecanismos moleculares envolvidos nesse processo, estudos experimentais de nosso grupo demonstraram que a administração de dieta hipoproteica (6% proteína, o normal para dieta de roedores é de 17 a 23%) para ratas prenhes durante os períodos de gestação e lactação causou atraso no desenvolvimento prostático em animais jovens, assim como promoveu a carcinogênese prostática na prole masculina com o envelhecimento. Esses resultados foram inicialmente associados ao desequilíbrio entre estrógeno e testosterona observado tanto em ratas prenhes como em filhotes machos.[30] Estudos posteriores identificaram importantes vias moleculares compartilhadas tanto no CaP humano como aquelas alteradas pela restrição proteica materna, compartilhadas tanto pelos ratos jovens como nos animais velhos, enfatizando que a restrição proteica materna foi capaz de programar respostas em longo prazo nesses animais. Dentre as vias moleculares desreguladas destacam-se aquelas envolvidas com a sinalização estrogênica, detoxicação e metabolismo energético. Análises proteômicas identificaram alteração da expressão de calreticulina (CALR) e membros da família de proteínas dissulfeto-isomerase (PDI) (sensores moleculares de homeostase de cálcio e correto dobramento de proteínas no retículo endoplasmático, respectivamente), além de histonas e RAS-GTPase tanto em animais jovens quanto em velhos. Esses resultados demonstram que a má alimentação materna pode desencadear alterações moleculares similares àquelas observadas no CaP desde o início da vida, criando um microambiente favorável à carcinogênese prostática com o envelhecimento da prole.

Considerações finais

Coletivamente, esses dados podem fomentar discussões sobre adoção de políticas públicas com enfoque na segurança alimentar de gestantes e recém-nascidos no combate à redução de doenças crônicas não transmissíveis, incluindo o câncer (Figura 1). Além disso, a importância da nutri-

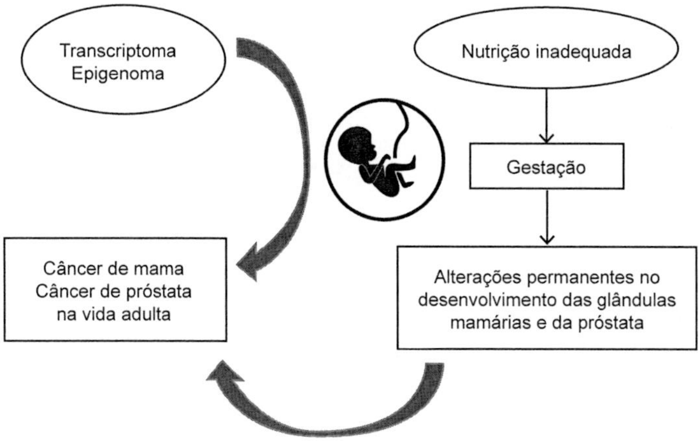

Figura 1. Representação esquemática da influência da nutrição materna inadequada sobre os perfis dos transcriptomas e epigenomas das glândulas mamárias e da próstata em desenvolvimento e o aumento do risco de desenvolvimento de neoplasias na vida adulta.
Fonte: elaboração dos autores.

ção paterna na fase de preconcepção vem ganhando destaque também na possibilidade de reduzir ou aumentar o risco de transmissão genética de suscetibilidade ao CaM e CaP. Nesse contexto, uma possibilidade promissora refere-se ao estabelecimento de estratégias de prevenção da doença já no início da vida, com foco na nutrição materna e paterna por meio de uma alimentação rica em cereais, frutas e verduras frescas, buscando alcançar níveis adequados de ingestão de calorias, minerais e vitaminas essenciais ao desenvolvimento embrionário e fetal.

Take home messages

- A nutrição materna na gestação pode ser um fator determinante no risco de desenvolvimento de CaM nas filhas.
- Fatores ambientais e hormonais podem alterar o desenvolvimento mamário e o risco de CaM.
- Níveis adequados de micronutrientes (zinco, ácido fólico, selênio etc.) são essenciais ao desenvolvimento mamário adequado.

- A nutrição materna na gestação pode ser um fator determinante no risco de desenvolvimento de CaP nos filhos.
- Fatores ambientais e hormonais podem alterar o desenvolvimento prostático e o risco de CaM.
- Nutrição adequada é essencial para o desenvolvimento prostático.

Referências bibliográficas

1. Dong W, Qiu C, Shen H, Liu Q, Du J. Antitumor effect of embryonic stem cells in a non-small cell lung cancer model: antitumor factors and immune responses. Int J Med Sci. 2013;10(10):1314-20.

2. Moss RW. The life and times of John Beard, DSc (1858-1924). Integr Cancer Ther. 2008;7(4):229-51.

3. Pierce GB. On the boundary between development and neoplasia. An interview with Professor G. Barry Pierce. Interview by Juan Arechaga. Int J Dev Biol. 2013;37(1):5-16.

4. Trichopoulos D. Hypothesis: does breast cancer originate in utero? Lancet. 1990;335(8695):939-40.

5. Da Silva LBAR, Da Cruz RS, Fontelles CC, Andrade FO, Hilakivi-Clarke L, De Assis et al. Maternal and paternal nutrition and developmental origins of breast cancer. In: Nutrition and cancer prevention: from molecular mechanisms to dietary recommendations. Thomas Prates Ong, Fernando Salvador Moreno (eds.). Cambridge: Royal Society of Chemistry; 2020.

6. Palmer JR, Wise LA, Hatch EE, Troisi R, Titus-Ernstoff L, Strohsnitter W et al. Prenatal diethylstilbestrol exposure and risk of breast cancer. Cancer Epidemiol Biomarkers Prev. 2006;15(8):1509-14.

7. Cohn BA, La Merrill M, Krigbaum NY, Yeh G, Park JS, Zimmermann L et al. DDT exposure in utero and breast cancer. J Clin Endocrinol Metab. 2015;100(8):2865-72.

8. Painter RC, De Rooij SR, Bossuyt PM, Osmond C, Barker DJ, Bleker OP et al. A possible link between prenatal exposure to famine and breast cancer: a preliminary study. Am J Hum Biol. 2006;18(6):853-6.

9. Ingthorsson S, Briem E, Bergthorsson JT, Gudjonsson T. Epithelial plasticity during human breast morphogenesis and cancer progression. J Mammary Gland Biol Neoplasia. 2016;21(3):139-48.

10. Hilakivi-Clarke L. Nutritional modulation of terminal end buds: its relevance to breast cancer prevention. Curr Cancer Drug Targets. 2007;7(5):465-74.

11. Russo J, Gusterson BA, Rogers AE, Russo IH, Wellings SR, van Zwieten MJ. Comparative study of human and rat mammary tumorigenesis. Lab Invest. 1990;62(3):244-78.

12. Russo J. Significance of rat mammary tumors for human risk assessment. Toxicol Pathol. 2015;43(2):145-70.

13. de Oliveira Andrade F, Fontelles CC, Rosim MP, de Oliveira TF, de Melo Loureiro AP, Mancini-Filho J et al. Exposure to lard-based high-fat diet during fetal and lactation periods modifies breast cancer susceptibility in adulthood in rats. J Nutr Biochem. 2014;25(6):613-22.

14. Sie KK, Chen J, Sohn KJ, Croxford R, Thompson LU, Kim YI. Folic acid supplementation provided in utero and during lactation reduces the number of terminal end buds of the developing mammary glands in the offspring. Cancer Lett. 2009;280(1):72-7.

15. Ly A, Lee H, Chen J, Sie KK, Renlund R, Medline A et al. Effect of maternal and postweaning folic acid supplementation on mammary tumor risk in the offspring. Cancer Res. 2011;71(3):988-97.

16. Taylor CM, Atkinson C, Penfold C, Bhattacharya S, Campbell D, Davey Smith G et al. Folic acid in pregnancy and mortality from cancer and cardiovascular disease: further follow-up of the Aberdeen folic acid supplementation trial. J Epidemiol Community Health. 2015;69(8):789-94.

17. da Silva FRM, Grassi TF, Zapaterini JR, Bidinotto LT, Barbisan LF. Early-in-life dietary zinc deficiency and supplementation and mammary tumor development in adulthood female rats. J Nutr Biochem. 2017;44:71-9.

18. da Cruz RS, Andrade FO, Carioni VMO, Rosim MP, Miranda MLP, Fontelles CC et al. Dietary zinc deficiency or supplementation during gestation increases breast cancer susceptibility in adult female mice offspring following a J-shaped pattern and through distinct mechanisms. Food Chem Toxicol. 2019;134:110813.

19. de Assis S, Warri A, Cruz MI, Laja O, Tian Y, Zhang B et al. High-fat or ethinyl-oestradiol intake during pregnancy increases mammary cancer risk in several generations of offspring. Nat Commun. 2012;3:1053.

20. Hill J, Hodsdon W. In utero exposure and breast cancer development: an epigenetic perspective. J Environ Pathol Toxicol Oncol. 2014;33(3):239-45.

21. Trichopoulos D, Adami HO, Ekbom A, Hsieh CC, Lagiou P. Early life events and conditions and breast cancer risk: from epidemiology to etiology. Int J Cancer. 2008;122(3):481-5.

22. Boras-Granic K, Dann P, Wysolmerski JJ. Embryonic cells contribute directly to the quiescent stem cell population in the adult mouse mammary gland. Breast Cancer Res. 2014;16(6):487.

23. Soubry A, Hoyo C, Jirtle RL, Murphy SK. A paternal environmental legacy: evidence for epigenetic inheritance through the male germ line. Bioessays. 2014;36(4):359-71.

24. Xue F, Michels KB. Intrauterine factors and risk of breast cancer: a systematic review and meta-analysis of current evidence. Lancet Oncol. 2007;8(12):1088-100.

25. Guido LN, Fontelles CC, Rosim MP, Pires VC, Cozzolino SM, Castro IA et al. Paternal selenium deficiency but not supplementation during preconception alters mammary gland development and 7,12-dimethylbenz[a]anthracene-induced mammary carcinogenesis in female rat offspring. Int J Cancer. 2016;139(8):1873-82.

26. Fontelles CC, Guido LN, Rosim MP, Andrade Fde O, Jin L, Inchauspe J et al. Paternal programming of breast cancer risk in daughters in a rat model: opposing effects of animal- and plant-based high-fat diets. Breast Cancer Res. 2016;18(1):71.

27. Fontelles CC, Carney E, Clarke J, Nguyen NM, Yin C, Jin L et al. Paternal overweight is associated with increased breast cancer risk in daughters in a mouse model. Sci Rep. 2016;6:28602.

28. Schulz LC. The Dutch Hunger Winter and the developmental origins of health and disease. Proc Natl Acad Sci U S A. 2010;107(39):16757-8.

29. Gardner WA. Hypothesis: the prenatal origins of prostate cancer. Hum Pathol. 1995;26(12):1291-2.

30. Santos SAA, Camargo AC, Constantino FB, Colombelli KT, Mani F, Rinaldi JC et al. Maternal low-protein diet impairs prostate growth in young rat offspring and induces prostate carcinogenesis with aging. J Gerontol a Biol Sci Med Sci. 2019;74(6):751-9.

31. Powell IJ, Meyskens FL Jr. African American men and hereditary/familial prostate âncer: Intermediate-risk populations for chemoprevention trials. Urology. 2001;57(4 Suppl 1):178-81.

32. Cheong A, Zhang X, Cheung YY, Tang WY, Chen J, Ye SH et al. DNA methylome changes by estradiol benzoate and bisphenol A links early-life environmental exposures to prostate cancer risk. Epigenetics. 2016;11(9):674-89.

33. Keinan-Boker L, Vin-Raviv N, Liphshitz I, Linn S, Barchana M. Cancer incidence in Israeli Jewish survivors of World War II. J Natl Cancer Inst. 2009;101(21):1489-500.

4

Origem desenvolvimentista na prematuridade e baixo peso ao nascer

ALLAN CHIARATTI DE OLIVEIRA
MARIA WANY LOUZADA STRUFALDI
FABÍOLA ISABEL SUANO DE SOUZA

Introdução

A associação do baixo peso ao nascer com o aumento da prevalência e mortalidade por doenças cardiovasculares demonstrou a importância do ambiente intrauterino para o desenvolvimento de doenças crônicas não transmissíveis na vida adulta.[1]

No escopo das Origens Desenvolvimentistas da Saúde e da Doença (*Developmental Origins of Health and Disease* – DOHaD), a desnutrição intrauterina pode alterar permanentemente a estrutura, função e metabolismo do organismo, de forma a modificar os fatores de risco para doenças crônicas em longo prazo. Essa hipótese fora formulada com base em estudos epidemiológicos observacionais que demonstraram que nascer com baixo peso associava-se com maior risco de doença coronariana. Foi proposto que o feto em desenvolvimento, frente a uma oferta limitada de nutrientes, poderia adotar uma série de estratégias para maximizar suas chances de sobrevivência.[2]

O nascimento com baixo peso, definido como peso de nascimento menor que 2.500 g, independentemente do sexo, idade gestacional, etnia ou outras condições clínicas associadas,[1,2] abarca dois grupos de recém-nascidos que possuem trajetórias distintas no processo saúde-doença, sendo eles os recém-nascidos prematuros e os recém-nascidos a termo com restrição de crescimento intrauterino. Apesar dessa divisão didática, devemos reconhecer que muitas das condições associadas à restrição de crescimento intrauterino também estão presentes no nascimento.

Vários fatores influenciam o nascimento com baixo peso, como os extremos de idade materna (adolescente ou acima dos 40 anos), gestações múltiplas, complicações obstétricas e doenças maternas como hipertensão arterial, diabetes *mellitus*, infecções, além de distúrbios nutricionais (desnutrição, obesidade e carência de micronutrientes). Devem ser mencionadas também as condições ambientais, como a exposição à poluição, uso de tabaco e álcool.[3]

Classificamos como pré-termos aqueles recém-nascidos com idade gestacional inferior a 37 semanas. No Brasil, aproximadamente 11,5% dos partos ocorrem prematuramente, colocando o país entre os dez que contribuem para 60% da prematuridade no mundo.[4] Os principais fatores de risco para parto prematuro espontâneo no Brasil são gestação na adolescência, baixa escolaridade, inadequação do atendimento pré-natal, alterações placentárias, infecções/corioamnionite e malformações fetais. A prematuridade eletiva se associa ao nascimento no sistema privado de saúde, idade materna avançada, partos cirúrgicos prévios, gestações múltiplas e doenças maternas ou fetais.

A restrição de crescimento intrauterino é entendida como o crescimento fetal abaixo do seu potencial específico, reconhecido no acompanhamento pré-natal com a desaceleração do crescimento fetal, seguido de alteração da função placentária, da formação do líquido amniótico e alteração na circulação uteroplacentária e/ou fetal. Ao nascimento, a restrição de crescimento intrauterino pode se confundir com a classificação do peso de nascimento pequeno para a idade gestacional, que denota o peso de nascimento abaixo do percentil 10 para uma curva de crescimento de referência adotada. A classificação recém-nascido pequeno para idade gestacional é utilizada como indicativo de restrição de crescimento intrauterino em estudos epidemiológicos (Figura 1).

Entretanto, a diferenciação dos conceitos baixo peso, restrição de crescimento fetal e pequeno para idade gestacional permite aos profissionais de saúde avaliar melhor os impactos e possíveis intervenções em gestações de risco.

A prematuridade e a restrição de crescimento intrauterino são as principais causas de morbimortalidade perinatal, destacam-se entre as principais causas de mortalidade infantil e configuram importantes fatores de risco para alterações tardias do desenvolvimento neuropsicomotor e somático, incluindo maior risco para doenças crônicas não transmissíveis.[5] De fato, em metanálise recente, tanto o baixo peso como a prematuridade e o nascimento pequeno para a idade gestacional se confirmaram como fatores de risco para diferentes componentes de síndrome metabólica.[6]

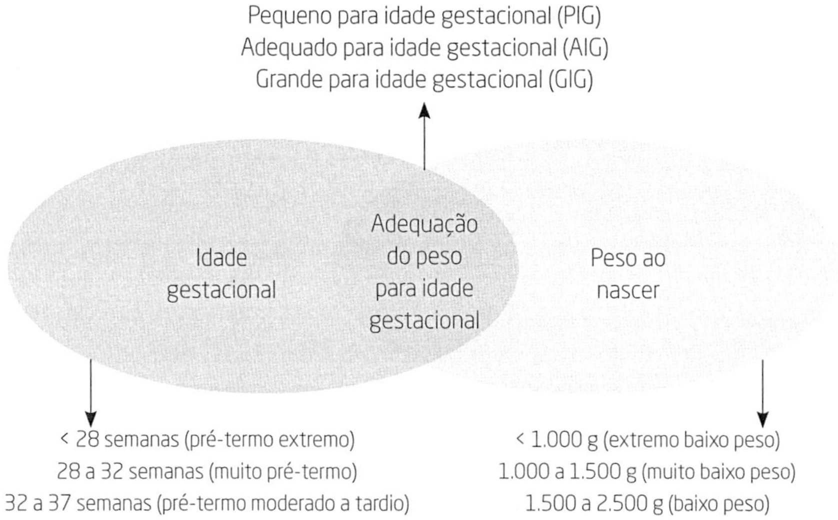

Figura 1. Classificação do recém-nascido conforme idade gestacional e peso ao nascer.
Fonte: elaboração dos autores.

Papel da placenta e mecanismos associados a alterações fetais com repercussões futuras

Na restrição de crescimento intrauterino ocorrem alterações na oferta de nutrientes e/ou oxigênio por via placentária para o feto. A placenta tem papel fundamental na determinação de nascimentos de baixo peso, assim como nos possíveis desfechos futuros que essas crianças possam apresentar.

A deficiência de macro e/ou micronutrientes na gestação é associada ao baixo peso ao nascer. Muitos micronutrientes são antioxidantes ou cofatores dos sistemas enzimáticos antioxidantes e, portanto, suas deficiências podem gerar estresse oxidativo.

Alterações placentárias induzidas pela desnutrição materna levam a um desenvolvimento deficiente ou redução na barreira enzimática exercida pela enzima 11β-hidroxiesteroide desidrogenase (11β-HSD), permitindo que um excesso de cortisol materno atinja o feto; as ações catabólicas do cortisol estão associadas a aumento de produção de espécies reativas de oxigênio.

O estresse oxidativo materno impacta também o feto direta e indiretamente, pela diminuição da perfusão placentária e nutrição fetal. Uma relação entre níveis de peroxidação lipídica e alterações cardiometabólicas – hipertensão, perfil lipídico alterado, resistência à insulina – foi demonstrada em situações de restrição de crescimento fetal e recém-nascidos pequenos para idade gestacional. O estresse oxidativo contribui também para alterações renais, cardíacas e vasculares que podem levar futuramente a doenças crônicas não transmissíveis.

Em ambiente fetal restrito, pode ocorrer uma estratégia para sobrevivência celular, a denominada *programação mitocondrial*, em que a redução no número ou funcionalidade da mitocôndria pode ser prejudicial, especialmente para células com alta exigência energética, como as células beta pancreáticas e as células musculares cardíacas; o estresse oxidativo pode contribuir com disfunção mitocondrial, pois o excesso de espécies reativas de oxigênio é deletério para a mitocôndria e para o DNA mitocondrial (mtDNA), que possui um sistema de reparo limitado.[7]

Entre os mecanismos envolvidos em desfechos adversos podem ser citadas também alterações na expressão de microRNA (miRNA) no tecido placentário, associadas à pré-eclâmpsia e à restrição de crescimento intrauterino. Em um estudo que avaliou o perfil de expressão de miRNA na placenta de gestantes com sobrepeso ou obesidade pré-gestacional, ou com excessivo ganho de peso gestacional, de oito miRNA da placenta que foram expressos diferencialmente na obesidade materna, quatro miRNA (miR-100, miR-1285, miR-296 e miR-487) foram associados a menor peso de nascimento e aumento do ganho de peso da criança até 1 ano.[8]

O baixo peso ao nascer pode ser associado a modificações epigenéticas que regulam o sistema imune e o amadurecimento celular. Alterações no padrão de metilação do DNA em regiões promotoras podem ser observadas de forma diversa entre recém-nascidos a termo com baixo peso ao nascer e com peso adequado ao nascer. Categorias funcionais de genes hipermetilados no baixo peso ao nascer foram identificadas como associadas à diferenciação de macrófagos, controle da apoptose, reparo de DNA e regulação negativa da resposta inflamatória.[9]

Situações que podem levar ao baixo peso ao nascer consequente à restrição de crescimento fetal, como consumo de álcool, hipertensão e fumo materno, são também associadas a encurtamento dos telômeros; entre os mecanismos potencialmente envolvidos nessa associação estão a inflamação tecidual, o estresse oxidativo e a disfunção mitocondrial, redução na atividade de desacetilação de histonas. Também envolvidas no processo de envelhecimento celular, desacetilases com participação na homeostase vascular contribuem para preservar o comprimento dos telômeros.[10]

Baixo peso ao nascer e doenças crônicas não transmissíveis

A resistência insulínica é observada em diversas condições clínicas, como o diabetes tipo 2 (DM2), o diabetes gestacional, a síndrome metabólica, a obesidade e a síndrome dos ovários policísticos. Vários agravos durante a vida intrauterina podem levar à resistência insulínica. Condições maternas como obesidade/desnutrição, estresse, exposição a substâncias tóxicas, como disruptores hormonais (fitatos, polifenóis, bisfenóis, pesticidas etc.) e alterações nos níveis de esteroides maternos, com aumento de andrógenos.

O aumento no risco cardiometabólico dos indivíduos com baixo peso ao nascer é decorrente da resposta adaptativa às condições intrauterinas inadequadas que interagem com o crescimento durante a infância. Uma diminuição na sensibilidade à insulina é considerada um marcador dessa programação, modulado por mecanismos genéticos e ambientais. Além disso, o crescimento fetal é também modulado pelos níveis glicêmicos e pressão arterial materna, os quais, em parte, também são determinados por fatores genéticos maternos.

A placenta é fundamental para integração de sinais ambientais. Esse processo é parcialmente mediado pelo aumento na expressão do IGF-1 (*Insulin Growth Factor 1*) e seu receptor IGF-1R, sugerindo um mecanismo compensatório à restrição do crescimento fetal que pode induzir outras mudanças para promover o fluxo de aminoácidos e glucose via placentária para o feto. Após o nascimento, ocorre um período de aumento da sensibilidade insulínica, que diminui gradualmente em relação ao ganho de peso pós-natal (recuperação do crescimento). Essas alterações podem, por sua vez, estar associadas à composição corporal adversa e a um aumento do risco cardiovascular.

Adipócitos de crianças nascidas com baixo peso demonstram aumento no número de receptores de insulina e captação de glicose, porém, resistentes à insulina, resultando em um estado de antilipólise. O aumento da adiposidade central é associado com aumento de ácidos graxos livres que estimulam a produção de colesterol e glicose, que, por sua vez, diminuem a sensibilidade à insulina. Com a progressão da deposição de gordura no fígado, podem ocorrer mudanças na estrutura hepática.[11]

Um excesso de andrógenos em períodos críticos da organização de funções metabólicas podem resultar em potenciais mudanças adaptativas que se manifestam com alterações metabólicas no adulto, incluindo resistência à insulina (RI). Esse aumento de andrógenos provavelmente utiliza vários mecanismos que levariam à RI, como mudanças no estado inflamatório, estresse oxidativo, lipotoxicidade, alterações epigenéticas e na microbiota.[11]

Crianças com baixo peso ao nascer podem apresentar níveis mais elevados de insulina, índice HOMA (*Homeostasis Model Assessment*), leptina e proteína C-reativa (PCR) e função endotelial negativamente associada com os níveis séricos de PCR e leptina e com a circunferência abdominal.[12]

Quanto ao desenvolvimento de alterações cardiovasculares nos nascidos com baixo peso, estudos experimentais e epidemiológicos sugerem alteração na vasculogênese e da função endotelial. A vasodilatação do endotélio dependente e independente, que são mecanismos precursores da hipertensão e aterosclerose, pode ser comprometida até a vida adulta nesses indivíduos. O aumento na produção de espécies reativas de oxigênio, em situações como ingestão de álcool, fumo ou infecções na gestação, está implicado na disfunção endotelial e no desenvolvimento de lesões ateroscleróticas.

Alteração no perfil lipídico materno, com desequilíbrio entre oxidantes/antioxidantes, resultando em maior estresse oxidativo, é um dos mecanismos responsáveis pelos efeitos da dieta materna rica em gordura na aterosclerose futura da prole. Além disso, mecanismos epigenéticos também são relevantes, como a expressão de miRNA, que estão envolvidos na apoptose, crescimento e diferenciação celular na angiogênese. A expressão da isoforma endotelial da óxido nítrico sintase (eNOS) em células endoteliais de recém-nascidos com restrição de crescimento intrauterino (RCIU) é regulada pela metilação do DNA, sendo sua expressão maior na artéria do que na veia umbilical. Ainda, o silenciamento da expressão da DNA metiltransferase 1 normaliza a expressão de eNOS e restabelece resposta adequada à hipóxia em condições de RCIU.[11]

Exposição intrauterina a determinados fatores pode ser relacionada ao desenvolvimento futuro de DM2 e obesidade. Por exemplo, as doenças infecciosas na gestação podem contribuir para origens de condições metabólicas adversas, pois vias metabólicas e imunes são interligadas. Essa situação que pode sugerir, por exemplo, uma relação próxima entre hiperglicemia e memória inflamatória. Entre outros fatores ambientais podem ser citados a exposição ao fumo e organoclorados com aumento do índice de massa corporal (IMC) na criança. Essa associação é mediada pela metilação do DNA do gene de IGF-1, que explicaria parcialmente a diferença de peso ao nascer da prole de mulheres fumantes e não fumantes na gravidez.

O estresse pré-natal pode afetar também os níveis de insulina, a secreção de peptídeo C e o aumento do IMC futuros. Condições de desnutrição materna gestacional promovem diminuição na metilação do DNA no *locus* do gene IGF-2, metilação diferencial do DNA em regiões associadas ao peso ao nascer e ao colesterol LDL sérico, ou seja, INSR e CPT1A também foram encontradas. Assim, essa metilação diferenciada estende-se ao longo dos caminhos relacionados com o crescimento e o metabolismo.[13]

O baixo peso ao nascer está associado a um aumento no risco de desenvolver hipertensão arterial sistêmica (HAS). As doenças renais (doença renal aguda, crônica, glomerulopatias e malformações do trato urinário) também se associam com restrição de crescimento fetal e baixo peso ao nascer, de forma mais intensa do que a prematuridade. Entre os fatores relacionados, pode ser mencionada uma redução no número de néfrons, que resulta em aumento da pressão capilar glomerular, e à hiperfiltração glomerular, revelando a vulnerabilidade à doença renal e à hipertensão nessas crianças. Alterações epigenéticas associadas ao desenvolvimento de hipertensão envolvem órgãos e tecidos como: células endoteliais e células da musculatura lisa vascular, sistema inflamatório e antioxidante. Outro fator epigenético importante no desenvolvimento da hipertensão é a hipometilação dos genes da 11β-hidroxiesteroide desidrogenase e da enzima conversora da angiotensina. Ainda pode ser observado perfil aberrante na expressão de miRNA. Alguns estão elevados, como miR-221 e miR-222, ou diminuídos, como miR-143, miR-145, miR-126.[11]

Pequeno para idade gestacional e doenças crônicas não transmissíveis

O principal critério utilizado para definição de pequeno para idade gestacional (PIG) é representado pelo peso ao nascer abaixo do percentil 10, de acordo com a idade gestacional e o sexo, segundo curvas de crescimento intrauterino. A OMS preconiza utilizar as curvas-padrão de crescimento intrauterino produzidas pelo projeto *Intergrowth* 21-st.[14] Cerca de 20% dos nascidos vivos em países com baixo/médio nível socioeconômico nasceram PIG e um quarto das mortes neonatais ocorrem nessas crianças.

Em longo prazo, essas crianças apresentam risco de desenvolver resistência à insulina, diabetes *mellitus*, doenças cardiovasculares, doença renal crônica, atraso no desenvolvimento neuropsicomotor e baixa estatura.

Logo ao nascer, crianças nascidas PIG apresentam aumento na sensibilidade à insulina, associada a níveis elevados de IGF-BP 1, ácidos graxos livres e hidroxibutirato, condição que se inverte durante os três primeiros anos de vida, relacionada ao ganho ponderal e acompanhada pelo aumento nos níveis de IGF-1, maiores do que nos nascidos com peso adequado à idade gestacional. Esse aumento pode indicar resistência ao IGF-1 ou o próprio aumento de sua síntese, induzida pela insulina.

Durante a infância, ocorrem mudanças no metabolismo e na composição corporal, como aumento na gordura abdominal e hepática, diminuição nos níveis séricos de adiponectina e leptina e maior expressão de biomarcadores de aterogênese. Além disso, o excessivo ganho de peso no período pós-natal contribui para o desenvolvimento de alterações metabólicas que podem ser vistas já durante a infância e a adolescência. Estudos relacionam esse risco com alterações no desenvolvimento do tecido adiposo, durante o período intrauterino e pós-natal, e da secreção de adipocinas e fatores inflamatórios que se associariam ao desenvolvimento de resistência insulínica.[15]

Esse risco aumentado em crianças nascidas PIG que, especialmente, aceleram a velocidade de crescimento nos primeiros anos de vida, relaciona-se a fatores genéticos, hormonais e epigenéticos. Nessas situações, apresentam-se aumento de adiposidade maior do que de massa magra, sugerindo resistência à leptina como mecanismo adaptativo ao balanço energético. A resistência à insulina também se associa a alteração na responsividade vascular, no sistema renina-angiotensina-aldosterona e no sistema nervoso simpático.[16]

Prematuridade e doenças crônicas não transmissíveis

Embora não seja uma observação consensual na literatura, os efeitos do nascimento prematuro em marcadores de risco cardiovascular já podem ser observados na infância.

Fatores de risco cardiovascular foram estudados em 182 pré-escolares nascidos com menos de 32 semanas de gestação e em 90 pré-escolares nascidos a termo na Austrália entre 2007 e 2009. Em uma análise ajustada para idade no momento do exame, sexo, peso de nascimento, tabagismo na gestação, grau de instrução materna e história familiar de doença cardiovascular, as crianças nascidas prematuras apresentaram maior pressão arterial sistólica, maior glicemia de jejum e pior perfil lipídico. Quando considerados também o IMC no momento da avaliação e os hábitos nutricionais na análise multivariada, os prematuros apresentaram ainda aumento da pressão arterial diastólica, maior índice HOMA e maiores concentrações séricas de leptina.[17]

Em uma metanálise de 43 estudos envolvendo 18.295 prematuros e 294.063 indivíduos nascidos a termo, a prematuridade esteve associada, após os 18 anos, a maior massa gorda, maiores medidas de pressão arterial sistólica e diastólica, maiores valores de glicemia de jejum, resistência insulínica, insulinemia e colesterolemia.[18]

Um estudo sueco de base populacional, analisando a incidência de doença cerebrovascular, doença coronariana e morte a partir dos 15 anos em 1.412.178 indivíduos nascidos entre 1983 e 1995, identificou que indivíduos nascidos com menos de 32 semanas de idade gestacional possuíram um risco duas vezes maior de desenvolverem doença cerebrovascular, mas não doença coronariana, quando comparados com indivíduos nascidos a termo.[19]

A transição para a vida extrauterina de um organismo ainda em formação interrompe os processos normais de crescimento e diferenciação de variados tecidos fetais, impactando negativamente a função desses órgãos em longo prazo.

Alterações maturacionais no pâncreas, que ocorreriam no terceiro trimestre de gestação, podem ser interrompidas pelo nascimento antecipado, levando à redução na massa de células beta, impedindo, ao longo do crescimento, sua adaptação à maior demanda metabólica, aumentando o risco tanto de diabetes tipo 1 quanto do tipo 2.[19]

O nascimento prematuro também interrompe a angiogênese, sendo observadas, entre outros efeitos, a redução da densidade arteriolar, rarefação capilar e disfunção endotelial, que podem estar associadas a maior risco de hipertensão arterial nessa população. O desenvolvimento cardíaco também é modificado nesses indivíduos, sendo descrito aumento da massa ventricular, com repercussões funcionais mais significativas no ventrículo direito do que no ventrículo esquerdo.[20]

A nefrogênese também pode ser comprometida no recém-nascido prematuro, com uma diminuição do número de néfrons, que pode levar a hiperfiltração, proteinúria e perda progressiva da função renal.

O desenvolvimento de sistemas endócrinos também pode ser modificado na prematuridade, sendo descritas alterações da atividade do sistema renina-angiotensina em adolescentes nascidos prematuros, analisando tanto parâmetros séricos quanto urinários, sendo observados nessa associação efeitos também da doença hipertensiva materna na gestação, do tabagismo materno na gestação, do sexo dos indivíduos e da presença de sobrepeso e/ou obesidade no momento da avaliação.[21]

Fatores genéticos maternos e fetais também têm sido descritos como associados ao parto prematuro. Os fatores genéticos maternos concentram-se em processos relacionados à inflamação e resposta imunológica. É possível que variações nesses processos contribuam para a rotura prematura pré-termo de membranas e para o trabalho de parto prematuro espontâneo. Avaliações genômicas funcionais confirmam a maior expressão de genes envolvidos com inflamação e resposta imunológica nesses eventos.[22]

Do ponto de vista celular, descreve-se uma senescência precoce dos tecidos extraembrionários, que também pode contribuir para o desencadeamento antecipado do trabalho de parto. A senescência placentária e das membranas amnióticas é um fenômeno fisiológico que progride gradualmente, à medida que a gestação se aproxima do termo e que parece estar envolvido com o desencadeamento do trabalho de parto. A aceleração desse processo está associada a doenças hipertensivas gestacionais e à restrição de crescimento intrauterino, que por si só poderiam levar ao parto prematuro, mas também se associa ao trabalho de parto prematuro espontâneo.[23]

Fatores genéticos fetais podem estar subjacentes a esse envelhecimento precoce dos tecidos extraembrionários e contribuir também para um envelhecimento precoce dos indivíduos nascidos prematuros, oferecendo uma explicação alternativa para a antecipação do risco cardiometabólico nessa população. Corroborando essa teoria, foi demonstrado que adultos jovens nascidos prematuros têm encurtamento dos telômeros, um reconhecido marcador de envelhecimento.[23]

Doenças maternas de maior risco para parto prematuro também podem contribuir, independentemente, para o maior risco cardiometabólico atribuído à prematuridade. Esses efeitos podem ser mediados por mecanismos que envolvem a hiperplasia e hipertrofia das células beta pancreáticas e a hipometilação de genes relacionados ao metabolismo lipídico, a distúrbios do desenvolvimento, a distúrbios endócrinos, embriogênese, carcinogênese e desenvolvimento vascular, descritos na adolescência dos filhos de mães diabéticas.[24]

A indicação da corticoterapia antenatal é uma importante estratégia para a melhora da morbimortalidade neonatal. Entretanto, a exposição fetal a altas concentrações de glicocorticoides pode ter um efeito negativo na saúde em longo prazo, por mecanismos que envolvem, por exemplo, a modulação da atividade do eixo hipotálamo-hipófise-adrenal, modificação na atividade do sistema renina-angiotensina-aldosterona, com possível impacto no desenvolvimento no sistema cardiovascular e renal.[25]

A exposição fetal a diferentes estressores (doença hipertensiva, corioamnionite, restrição de crescimento intrauterino, rotura prematura pré-termo de membranas) e neonatal às modificações fisiológicas (hiperóxia e maior estresse oxidativo, nutrição inadequada, restrição de crescimento extrauterino), além da morbidade neonatal (sepse, enterocolite, instabilidade hemodinâmica), podem levar à hiperatividade do eixo hipotálamo-hipófise-adrenal, modulando a atividade desse sistema em longo prazo.[25]

Papel da nutrição na determinação das repercussões futuras

No conceito das origens desenvolvimentistas da saúde e da doença, o ambiente e fatores nutricionais, especialmente no período intrauterino e nos primeiros anos de vida, influenciam a promoção de saúde ao longo da vida.

No caso da prematuridade, os órgãos e sistemas são ainda imaturos e há interrupção abrupta da nutrição fetal para manutenção da vida. Os recém-nascidos ficam expostos a uma série de intervenções na unidade de terapia intensiva neonatal como oxigenoterapia, antibioticoterapia e estímulos dolorosos. Por melhor que sejam a assistência neonatal e a terapia nutricional, não é possível reproduzir o crescimento intrauterino em intensidade e qualidade.

Quanto mais prematuro o recém-nascido maiores os agravos, morbidades e o risco de desnutrição no momento da alta hospitalar. A recuperação nutricional (*catch-up growth*) deve ocorrer de forma equilibrada nos primeiros anos de vida. Estudo que avaliou a composição corporal por meio de pletismografia de recém-nascidos observou que o grupo pré-termo apresentava maior percentual de massa gorda em todos os pontos avaliados em comparação aos nascidos a termo.[26] O maior ganho de peso a partir da idade corrigida do termo até 18 meses, desproporcional ao crescimento linear, em uma coorte de 945 prematuros nascidos na década de 1980, aumentou o risco de sobrepeso/obesidade aos 8 e aos 18 anos.[27]

Em recém-nascidos a termo com baixo peso ao nascer, restrição de crescimento intrauterino e/ou pequenos para idade gestacional, o desafio é manter o crescimento pós-natal sem excessos, tendo em vista que no ambiente intrauterino não foi possível atingir o potencial de crescimento esperado em situações de normalidade. A recuperação excessiva de peso potencializa o risco de desenvolvimento de doenças ao longo da vida.

Em ambas as situações, fica claro que os ambientes intrauterino e extrauterino são complementares e determinantes para a trajetória de crescimento e desenvolvimento saudável dessas crianças. Sabe-se que o crescimento pós-natal lento pode se associar a prejuízo do desenvolvimento neuropsicomotor; e o acelerado, ao risco de doenças cardiovasculares, diabetes e hipertensão arterial. Esse é o chamado *dilema da recuperação nutricional*.[28] O acompanhamento do crescimento e a promoção de uma alimentação saudável nos primeiros meses de vida influenciam o risco de doenças em curto e longo prazos nesses lactentes.

As curvas de crescimento são ferramentas simples e utilizadas para o acompanhamento da saúde dessas crianças. O INTERGROWTH-21st foi um estudo prospectivo, multicêntrico, multiétnico e representativo de oito áreas geográficas do mundo, incluindo o Brasil, que foi realizado pela OMS em parceria com a Universidade de Oxford. O objetivo desse estudo foi produzir curvas prescritivas do crescimento intrauterino e pós-natal, incluindo de lactentes pré-termos e pequenos para idade gestacional, que possam ser adotadas como um padrão internacional. O uso dessas curvas para classificação e acompanhamento desses recém-nascidos pode colaborar para compreender melhor quais são as trajetórias de crescimento saudáveis nessas populações específicas. Atualmente, estão disponíveis curvas para acompanhamento do crescimento intrauterino, classificação do peso/comprimento/circunferência craniana para idade gestacional de recém-nascidos de 27 a 41 semanas e para acompanhamento longitudinal de recém-nascidos pré-termos de 27 a 62 semanas.

A prática do aleitamento materno é a estratégia central da promoção de saúde de indivíduos e populações, incluindo os recém-nascidos prematuros e/ou pequenos para idade gestacional. O Brasil é o país que possui a maior rede de bancos de leite humano do mundo, diversos hospitais do Sistema Único de Saúde (SUS) adotam o Método Canguru e a Iniciativa Hospital Amigo da Criança. A associação dessas estratégias é fundamental para se garantir a manutenção da amamentação nesse grupo de recém-nascidos de risco.

Estudos de coorte mostram que o uso de leite humano durante a hospitalização e manutenção da amamentação após a alta hospitalar relaciona-se, simultaneamente, com melhor crescimento e desenvolvimento em recém-nascidos pré-termo, e redução do risco de dislipidemias e hipertensão arterial sistêmica na adolescência e vida adulta. Tal prática deve ser incentivada e estimulada quando o objetivo é a promoção de saúde de forma ampla (Figura 2).[29]

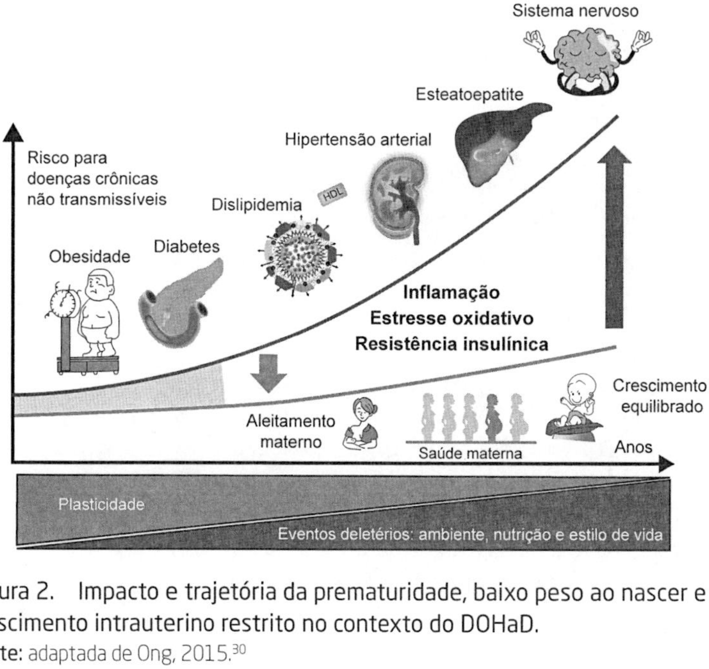

Figura 2. Impacto e trajetória da prematuridade, baixo peso ao nascer e crescimento intrauterino restrito no contexto do DOHaD.
Fonte: adaptada de Ong, 2015.[30]

Take home messages

- A prematuridade e o baixo peso ao nascer modificam a trajetória de saúde e doença ao longo da vida.
- Os achados epidemiológicos hoje podem ser explicados por mecanismos epigenéticos, estresse oxidativo de envelhecimento celular.
- Atenção integrada à saúde da criança e da mulher (pré-natal, promoção de crescimento adequado, aleitamento materno e ambiente favorável) pode modificar a trajetória de risco para doenças crônicas não transmissíveis nesse grupo.

Referências bibliográficas

1. Barker DJ, Osmond C, Simmonds SJ, Wield GA. The relation of small head circumference and thinness at birth to death from cardiovascular disease in adult life. BMJ. 1993;306(6875):422-6.

2. Hanson M. The birth and future health of DOHaD. J Dev Orig Health Dis. 2015;6(5):434-7.

3. Shrivastava D, Master A. Fetal growth restriction. J Obstet Gynaecol India. 2020;70(2):103-10.

4. Blencowe H, Krasevec J, de Onis M, Black RE, An X, Stevens GA et al. National, regional, and worldwide estimates of low birthweight in 2015, with trends from 2000: a systematic analysis. Lancet Glob Health. 2019;7(7):e849-e60.

5. Souza RT, Vieira MC, Esteves-Pereira AP, Domingues R, Moreira MEL, da Cunha Filho EV et al. Risk stratification for small for gestational age for the Brazilian population: a secondary analysis of the Birth in Brazil study. Sci Rep. 2020;10(1):14725.

6. de Mendonca E, de Lima Macena M, Bueno NB, de Oliveira ACM, Mello CS. Premature birth, low birth weight, small for gestational age and chronic non-communicable diseases in adult life: A systematic review with meta-analysis. Early Hum Dev. 2020;149:105154.

7. Rodriguez-Rodriguez P, Ramiro-Cortijo D, Reyes-Hernandez CG, Lopez de Pablo AL, Gonzalez MC, Arribas SM. Implication of oxidative stress in fetal programming of cardiovascular disease. Front Physiol. 2018;9:602.

8. Carreras-Badosa G, Bonmati A, Ortega FJ, Mercader JM, Guindo-Martinez M, Torrents D et al. Dysregulation of placental miRNA in maternal obesity is associated with pre-and postnatal growth. J Clin Endocrinol Metab. 2017;102(7):2584-94.

9. Hayashi I, Yamaguchi K, Sumitomo M, Takakura K, Nagai N, Sakane N. Full-term low birth weight infants have differentially hypermethylated DNA related to immu-

ne system and organ growth: a comparison with full-term normal birth weight infants. BMC Res Notes. 2020;13(1):199.

10. Puttabyatappa M, Sargis RM, Padmanabhan V. Developmental programming of insulin resistance: are androgens the culprits? J Endocrinol. 2020;245(3):R23-R48.

11. Visentin S, Grumolato F, Nardelli GB, Di Camillo B, Grisan E, Cosmi E. Early origins of adult disease: low birth weight and vascular remodeling. Atherosclerosis. 2014;237(2):391-9.

12. Joo Turoni C, Chaila Z, Chahla R, Bazan de Casella MC, Peral de Bruno M. Vascular function in children with low birthweight and its relationship with early markers of cardiovascular risk. Horm Res Paediatr. 2016;85(6):396-405.

13. Fernandez-Twinn DS, Hjort L, Novakovic B, Ozanne SE, Saffery R. Intrauterine programming of obesity and type 2 diabetes. Diabetologia. 2019;62(10):1789-801.

14. Villar J, Altman DG, Purwar M, Noble JA, Knight HE, Ruyan P et al. The objectives, design and implementation of the INTERGROWTH-21st Project. BJOG. 2013;120 Suppl 2:9-26.

15. Ponzio C, Palomino Z, Puccini RF, Strufaldi MW, Franco MC. Does low birth weight affect the presence of cardiometabolic risk factors in overweight and obese children? Eur J Pediatr. 2013;172(12):1687-92.

16. Huang YT, Lin HY, Wang CH, Su BH, Lin CC. Association of preterm birth and small for gestational age with metabolic outcomes in children and adolescents: A population-based cohort study from Taiwan. Pediatr Neonatol. 2018;59(2):147-53.

17. Posod A, Odri Komazec I, Kager K, Pupp Peglow U, Griesmaier E, Schermer E et al. Former very preterm infants show an unfavorable cardiovascular risk profile at a preschool age. PLoS One. 2016;11(12):e0168162.

18. Markopoulou P, Papanikolaou E, Analytis A, Zoumakis E, Siahanidou T. Preterm Birth as a Risk Factor for Metabolic Syndrome and Cardiovascular Disease in Adult Life: A Systematic Review and Meta-Analysis. J Pediatr. 2019;210:69-80 e5.

19. Ueda P, Cnattingius S, Stephansson O, Ingelsson E, Ludvigsson JF, Bonamy AK. Cerebrovascular and ischemic heart disease in young adults born preterm: a population-based Swedish cohort study. Eur J Epidemiol. 2014;29(4):253-60.

20. Bensley JG, De Matteo R, Harding R, Black MJ. The effects of preterm birth and its antecedents on the cardiovascular system. Acta Obstet Gynecol Scand. 2016;95(6):652-63.

21. South AM, Nixon PA, Chappell MC, Diz DI, Russell GB, Jensen ET et al. Association between preterm birth and the renin-angiotensin system in adolescence: influence of sex and obesity. J Hypertens. 2018;36(10):2092-101.

22. Wadon M, Modi N, Wong HS, Thapar A, O'Donovan MC. Recent advances in the genetics of preterm birth. Ann Hum Genet. 2020;84(3):205-13.

23. Sultana Z, Maiti K, Dedman L, Smith R. Is there a role for placental senescence in the genesis of obstetric complications and fetal growth restriction? Am J Obstet Gynecol. 2018;218(2S):S762-S73.

24. Kawasaki M, Arata N, Miyazaki C, Mori R, Kikuchi T, Ogawa Y et al. Obesity and abnormal glucose tolerance in offspring of diabetic mothers: A systematic review and meta-analysis. PLoS One. 2018;13(1):e0190676.

25. Jobe AH. Antenatal Corticosteroids-A Concern for Lifelong Outcomes. J Pediatr. 2020;217:184-8.

26. Roggero P, Gianni ML, Amato O, Piemontese P, Morniroli D, Wong WW et al. Evaluation of air-displacement plethysmography for body composition assessment in preterm infants. Pediatr Res. 2012;72(3):316-20.

27. Belfort MB, Gillman MW, Buka SL, Casey PH, McCormick MC. Preterm infant linear growth and adiposity gain: trade-offs for later weight status and intelligence quotient. J Pediatr. 2013;163(6):1564-9 e2.

28. Thureen PJ. The neonatologist's dilemma: catch-up growth or beneficial undernutrition in very low birth weight infants-what are optimal growth rates? J Pediatr Gastroenterol Nutr. 2007;45 Suppl 3:S152-4.

29. Roze JC, Darmaun D, Boquien CY, Flamant C, Picaud JC, Savagner C et al. The apparent breastfeeding paradox in very preterm infants: relationship between breast feeding, early weight gain and neurodevelopment based on results from two cohorts, EPIPAGE and LIFT. BMJ Open. 2012;2(2):e000834.

30. Ong KK, Kennedy K, Castañeda-Gutiérrez E, Forsyth S, Godfrey KM, Koletzko B et al. Postnatal growth in preterm infants and later health outcomes: a systematic review. Acta Paediatr. 2015 Oct;104(10):974-86.

5

Lactação e saúde no curto e longo prazos

ANNA CAROLINE PEREIRA VIVI
FABÍOLA ISABEL SUANO DE SOUZA

Introdução

O leite materno é o primeiro alimento do recém-nascido (RN). Sua composição inigualável é ajustada para atender a todas as necessidades nutricionais do lactente nos primeiros meses de vida, e continua sendo essencial nos primeiros anos da criança. Ao longo do tempo as evidências dos benefícios do aleitamento materno foram ampliadas por meio de novos estudos sobre sua composição. Além das vantagens nutricionais para o lactente, a prática da amamentação beneficia a saúde da mulher que amamenta, o vínculo entre a mãe e o bebê, as gerações futuras, o ambiente e a sociedade.[1]

A Organização Mundial da Saúde (OMS), o Ministério da Saúde do Brasil (MS) e a Sociedade Brasileira de Pediatria (SBP) recomendam que o aleitamento materno aconteça de forma exclusiva nos primeiros seis meses de vida e com outros alimentos por dois anos ou mais. Os indicadores relacionados à amamentação no Brasil apresentaram melhora significativa nas últimas décadas, em razão das políticas públicas integradas que foram implantadas e vêm sendo aprimoradas desde a década de 1980.

Na Figura 1 podem-se observar as principais políticas públicas de incentivo ao aleitamento materno vigentes no país. A Rede Cegonha aborda a importância da amamentação ainda durante a gestação; a Iniciativa Hospital Amigo da Criança contempla as maternidades que adotam os 10 passos para promoção da amamentação; a Estratégia Amamentação e Alimen-

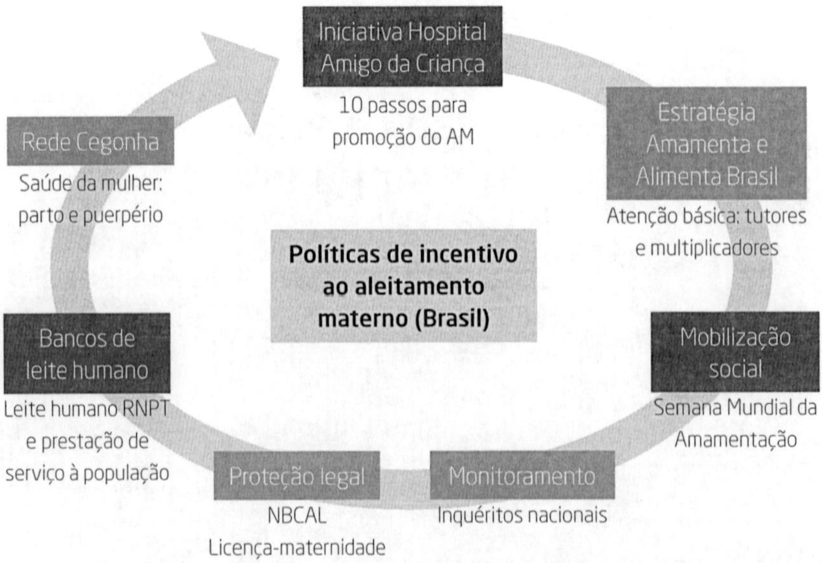
Iniciativa Hospital Amigo da Criança
10 passos para promoção do AM
Estratégia Amamenta e Alimenta Brasil
Atenção básica: tutores e multiplicadores
Mobilização social
Semana Mundial da Amamentação
Monitoramento
Inquéritos nacionais
Proteção legal
NBCAL
Licença-maternidade
Bancos de leite humano
Leite humano RNPT e prestação de serviço à população
Rede Cegonha
Saúde da mulher: parto e puerpério
Políticas de incentivo ao aleitamento materno (Brasil)

Figura 1. Políticas públicas de incentivo à amamentação no Brasil.
AM: aleitamento materno; NBCAL: Lei n. 11.265/2006 – Norma Brasileira de Comercialização de Alimentos para Lactentes e Crianças de Primeira Infância, Bicos, Chupetas e Mamadeiras; RNPT: recém-nascido/pré-termo.
Fonte: elaboração das autoras.

ta Brasil, que na atenção básica traz a amamentação e a alimentação complementar como alicerces da saúde do lactente e de sua família; os Bancos de Leite Humano são locais que recebem doações de leite materno para que possa ser processado e utilizado para lactentes hospitalizados e também divulgam informações sobre amamentação para a população em geral; a Mobilização Social, extremamente importante para reconhecimento do aleitamento materno como direito de todos; a Proteção Legal que envolve a licença-maternidade, paternidade, salas de ordenha e a NBCAL, lei que limita a propaganda abusiva de produtos que podem interferir de forma negativa na amamentação; e, finalmente, o Monitoramento dos indicadores de aleitamento materno no país, extremamente importante para revisão e criação de novas políticas públicas.[2]

A composição do leite materno se modifica com o tempo, além de apresentar variações em situações especiais, como a prematuridade. Essas mudanças promovem o crescimento e o desenvolvimento do lactente, de acordo com as necessidades de cada situação. O leite materno possui proteínas, carboidratos, gorduras e micronutrientes compatíveis com as necessidades nutricionais das crianças, bem como células, citocinas, mediadores inflamatórios, anticorpos e moléculas de sinalização que produzem efeito na estrutura e função de células, órgãos e sistemas do lactente.

Os benefícios do aleitamento materno são descritos na literatura de forma consistente. O avanço dos estudos do DOHaD, da epigenética e de marcadores metabólicos possibilitaram um avanço no conhecimento dos mecanismos envolvidos nos desfechos relacionados à saúde.[3]

O início da vida é um período de grande plasticidade, com intenso crescimento e desenvolvimento. O consumo de leites de outros mamíferos em fases precoces da vida apresenta impacto negativo na saúde do lactente. Conhecer o papel do leite materno na saúde em curto e longo prazos possibilita aprimorar a promoção da saúde presente e das gerações futuras. Estima-se que a promoção do aleitamento materno em proporções quase universais poderia prevenir a morte de 823 mil de crianças menores de 5 anos anualmente, além de 20 mil mortes por câncer de mama.[1]

Benefícios para a criança amamentada

Desenvolvimento do sistema imunológico, proteção contra infecções e doenças alérgicas

O RN depende da sua imunidade inata para manter uma adequada interação com o meio ambiente. O período intrauterino e a lactação são fundamentais para modular a interação e o amadurecimento do sistema imunológico do recém-nascido, quando em contato com o ambiente. Ao nascimento, o lactente entra em contato com novos e diversos agentes microbiológicos, físicos e químicos que irão interagir com o seu sistema imunológico. O parto vaginal, o contato *pele a pele* e a amamentação na primeira hora de vida devem sempre ser estimulados. Para o RN, essa prática associa-se com redução do risco de sepse precoce, estabelecimento de uma microbiota protetora, maior frequência e duração da amamentação.[4]

Lactentes amamentados apresentam redução de 47%, 63% e 57%, respectivamente, no risco de morte por doenças infectocontagiosas, doença diarreica aguda e internações por doenças respiratórias.[1]

São vários os componentes presentes no leite materno que influenciam o desenvolvimento do sistema imunológico, e quanto mais os estudos avançam mais substâncias e interações são descobertas. Entre esses destacam-

-se as imunoglobulinas, oligossacarídeos do leite humano (HMO), lactose, lactoalbumina, ácidos-graxos poli-insaturados de cadeia longa (LC-PUFAS), vitaminas (A, E, C), interleucinas, lactoferrina, lisozima, lactoperoxidase, TNF-β, antígenos alimentares oriundos da dieta materna, receptores solúveis de CD14, TLR2, fator de necrose tumoral (TNF-α), células de defesa (macrófagos, neutrófilos) e probióticos.[4]

Embora todas as classes de imunoglobulinas possam ser encontradas no leite materno, a IgA é considerada a mais importante. A IgA secretora (IgAs) é produzida e transportada até o leite humano pela glândula mamária a partir da clivagem proteolítica da IgA sanguínea. A IgAs corresponde de 80 a 90% do total de imunoglobulinas no leite materno, somente 10% é absorvida no intestino e transferida pela corrente sanguínea da criança. Sua ação acontece, de forma predominante, na mucosa do trato gastrintestinal.[5]

Essa ação protetora da IgA do leite materno no trato gastrintestinal se dá por meio da inibição da ligação de patógenos na mucosa intestinal, neutralização de toxinas e estímulo da imunidade passiva. Sabe-se que a IgA secretora do leite materno é um dos principais fatores que protegem o lactente contra infecções entéricas causadas por rotavírus, E.coli e poliovírus. Gestantes vacinadas para meningococo, influenza e pneumococo apresentam maiores concentrações de IgA secretora específicas para esses microrganismos no leite materno e redução do risco de desenvolvimento de doenças nos lactentes.[6]

As doenças alérgicas são caracterizadas por reações de hipersensibilidade a antígenos ambientais e/ou alimentares, e têm aumentado no mundo. Tal fato pode ser justificado por modificações do estilo de vida da população, especialmente em relação aos aspectos nutricionais.

A prática da amamentação é um dos fatores que se associa a algum tipo de proteção. O lactente amamentado ingere pequenas quantidades de vários antígenos alimentares, advindos da dieta materna, que são apresentados ao seu trato gastrintestinal em conjunto com fatores protetores (IgAs, TGF-β, oligossacarídeos), contidos no leite materno, que tendem a promover uma resposta tolerogênica (TH3) e não de alergia (TH2) do sistema imunológico.[7]

A microbiota é um componente do leite materno que interfere no sistema imunológico e tem sido amplamente estudada nos últimos anos. Durante o final da gestação e o período pós-natal imediato, a translocação de microrganismos da cavidade oral e do trato gastrintestinal aumenta de forma importante, como demonstrado em estudos experimentais e com humanos.[8] O leite materno contém centenas de espécies bacterianas diferentes, por volta de 1 mil unidades formadoras de colônia por mL. Estima-se que o lactente amamentado ingira cerca de 800 mil bactérias vivas ao dia. De forma geral, as espécies mais comumente encontradas no leite materno são *Streptococcus* e *Staphylococcus, Bifidobacterium, Lactobacillus, Propionibacteria, Enterococcus,* e membros da família *Enterobacteriaceae*.[8]

Crescimento e redução do risco do excesso de peso

A prática do aleitamento materno interfere no crescimento e na aquisição de massa magra e massa livre de gordura do lactente. Crianças que recebem leite materno apresentam um padrão de crescimento e de composição corporal diferente daquelas não amamentadas.

A composição do leite materno varia ao longo da amamentação e entre uma mamada e outra, ela se ajusta segundo as necessidades do lactente, velocidade de crescimento e situação clínica. Além disso, o leite materno contém adipocinas (leptina) que agem no sistema nervoso central influenciando o controle da saciedade e do gasto energético. Descreveu-se, também, recentemente, a presença de microRNAs, que são RNA de tamanho pequeno liberados pelos lactócitos durante a produção do leite materno, fazendo parte da sua composição, e, quando ingeridos pelo lactente, influenciam a transcrição gênica, entre esses genes vários envolvidos na composição corporal e ganho de peso. O sabor do leite materno também se modifica ao longo da lactação, favorecendo a aceitação de outros alimentos durante o período de alimentação complementar.[9,10]

Esse conjunto de fatores torna o leite materno um alimento inigualável que se relaciona com crescimento saudável em curto e longo prazos. A prática da amamentação reduz em 24% o risco de sobrepeso e obesidade na vida adulta.[1] Estudos também mostram que lactentes amamentados apresentam melhor perfil lipídico, valores pressóricos e menor risco de diabetes *mellitus* tipo 2 (DM2) ao longo da vida.[11]

Benefícios para a mulher que amamenta

A prática do aleitamento materno também favorece a saúde da mulher que amamenta. A presença de amenorreia foi 23% maior em mulheres que amamentaram exclusivamente, ou de forma predominante, e 21% maior naquelas em aleitamento materno parcial.[12]

A amamentação também reduz o risco do desenvolvimento do câncer de mama, quando a mulher que amamenta é comparada com mulheres que nunca amamentaram (Tabela 1). Durante a prática da amamentação a glândula mamária completa o seu desenvolvimento de forma plena. A redução do risco de câncer de mama foi cerca de 22%, e essa taxa é proporcional ao tempo do aleitamento materno. Um resultado semelhante é demonstrado em relação ao câncer de ovário, em que a redução do risco de seu desenvolvimento foi cerca de 30%.[1]

O aleitamento materno ainda reduz o risco de DM2. Uma revisão sistemática com metanálise observou que essa proteção é maior quando há presença da amamentação por um período maior.[13]

TABELA 1. Benefícios em curto e longo prazos da amamentação para saúde dos lactentes e das mulheres que amamentam

Lactente em curto prazo	Resultado
1. Morte por doenças infectocontagiosas	↓47 a 78%
2. Incidência de diarreia	↓72%
3. Otite média aguda	↓33%
4. Incidência de infecções respiratórias	↓32%
5. Admissão hospitalar infecções respiratórias	↓57%
6. Morte súbita	↓36%
7. Enterocolite necrosante	↓58%
8. Má oclusão dentária	↓68%
Lactente em longo prazo	**Resultado**
1. Asma/chiado	↓10% (5 a 18 anos)
2. Sobrepeso/obesidade	↓26% (infância, adolescência e adultos)
3. Diabetes tipo 2	↓35% (infância, adolescência e adultos)
4. Pressão arterial diastólica	↓ 0,80 mmHg (infância, adolescência e adultos)

Fonte: Victora et al., 2015.[14]

Benefícios sociais e ambientais

Os benefícios do aleitamento materno são tão significativos que impactam/repercutem na economia, no desenvolvimento social e na saúde ambiental do planeta. Estudos demonstram que a amamentação está associada à melhora do desempenho em testes de coeficiente de inteligência (QI) na vida adulta, que promovem um ganho financeiro 20% superior à média. Desse modo, a amamentação melhora o potencial de escolaridade, dos ganhos financeiros, promovendo o desenvolvimento do capital humano, com benefícios nos âmbitos individual e coletivo.[15,16]

Apesar de todos os benefícios descritos anteriormente, o aleitamento materno é muito aquém do ideal em todas as partes do planeta. Para que crianças, mães e a comunidade usufruam dos seus inúmeros benefícios, é fundamental que os determinantes multifatoriais do sucesso da amamentação recebam apoio e intervenção para a proteção e promoção em diversos níveis da sociedade.[17,18]

Considerações finais

A prática da amamentação, segundo as recomendações vigentes, é uma estratégia importante para manutenção da saúde do indivíduo, família, sociedade e relaciona-se com desenvolvimento sustentável. Frente ao conhecimento atual, sua proteção e apoio é papel de todos. Para a melhora das taxas de aleitamento materno exclusivo e total é fundamental a divulgação de informação, apoio à mulher que deseja amamentar (dentro e fora de casa) e o desenvolvimento de políticas públicas robustas e abrangentes.

Take home messages

- O aleitamento materno protege a criança amamentada de infecções respiratórias e gastrintestinais em curto prazo.
- Em longo prazo, o aleitamento materno é protetor contra o desenvolvimento de doenças crônicas, como obesidade e DM2.
- Receber leite materno promove o desenvolvimento neurológico em todos os cenários estudados.

- Promover a prática do aleitamento materno provoca uma cascata de vantagens em âmbito pessoal e para toda a sociedade, presente e futura.

Referências bibliográficas

1. Victora CG, Bahl R, Barros AJ, França GV, Horton S, Krasevec J et al. Breastfeeding in the 21st century: epidemiology, mechanisms, and lifelong effect. Lancet. 2016;387(10017):475-90.

2. Boccolini CS, Boccolini PMM, Monteiro FR, Venâncio SI, Giugliani ERJ. Breastfeeding indicators trends in Brazil for three decades. Rev Saúde Pública. 2017;51:108.

3. Robinson SM. Infant nutrition and lifelong health: current perspectives and future challenges. J Dev Orig Health Dis. 2015;6(5):384-9.

4. Le Doare K, Holder B, Bassett A, Pannaraj PS. Mother's milk: a purposeful contribution to the development of the infant microbiota and immunity. Front Immunol. 2018;9:361.

5. Brandtzaeg P, Jahnsen FL, Farstad IN, Haraldsen G. Mucosal immunology of the upper airways: an overview. Ann N Y Acad Sci. 1997;830:1-18.

6. Schlaudecker EP, Steinhoff MC, Omer SB, McNeal MM, Roy E, Arifeen SE et al. IgA and neutralizing antibodies to influenza a virus in human milk: a randomized trial of antenatal influenza immunization. PLoS One. 2013;8(8):e70867.

7. Zimmermann J, Macpherson AJ. Breast milk modulates transgenerational immune inheritance. Cell. 2020;181(6):1202-4.

8. Cabrera-Rubio R, Collado MC, Laitinen K, Salminen S, Isolauri E, Mira A. The human milk microbiome changes over lactation and is shaped by maternal weight and mode of delivery. Am J Clin Nutr. 2012;96(3):544-51.

9. Verduci E, Giannì ML, Vizzari G, Vizzuso S, Cerasani J, Mosca F et al. The triad mother-breast milk-infant as predictor of future health: a narrative review. Nutrients. 2021;13(2):486.

10. Santiano FE, Campo Verde Arboccó F, Bruna FA, Zyla LE, Sasso CV, Gómez S et al. The epigenetic role of breastfeeding in mammary differentiation. J Dev Orig Health Dis. 2020 Oct;7:1-9.

11. Horta BL, de Lima NP. Breastfeeding and type 2 diabetes: systematic review and meta-analysis. Curr Diab Rep. 2019;19(1):1.

12. Chowdhury R, Sinha B, Sankar MJ, Taneja S, Bhandari N, Rollins N et al. Breastfeeding and maternal health outcomes: a systematic review and meta-analysis. Acta Paediatr. 2015;104(467):96-113.

13. Aune D, Norat T, Romundstad P, Vatten LJ. Breastfeeding and the maternal risk of type 2 diabetes: a systematic review and dose-response meta-analysis of cohort studies. Nutr Metab Cardiovasc Dis. 2014;24(2):107-15.

14. Victora CG, Horta BL, Loret de Mola C, Quevedo L, Pinheiro RT, Gigante DP et al. Association between breastfeeding and intelligence, educational attainment, and income at 30 years of age: a prospective birth cohort study from Brazil. Lancet Glob Health. 2015;3(4):e199-205.

15. Horta BL, Loret de Mola C, Victora CG. Breastfeeding and intelligence: a systematic review and meta-analysis. Acta Paediatr. 2015 Dec;104(467):14-9.

16. Rollins NC, Bhandari N, Hajeebhoy N, Horton S, Lutter CK, Martines JC et al. Why invest, and what it will take to improve breastfeeding practices? Lancet. 2016 Jan 30;387(10017):491-504.

17. Brasil. Ministério da Saúde. Secretaria de Atenção à Saúde. Departamento de Atenção Básica. Guia alimentar para a população brasileira Ministério da Saúde, Secretaria de Atenção à Saúde, Departamento de Atenção Básica. 2. ed., 1. reimpr. Brasília: Ministério da Saúde; 2014. 156 p. il.

18. Brasil. Ministério da Saúde. Secretaria de Atenção Primaria à Saúde. Departamento de Promoção da Saúde. Guia alimentar para crianças brasileiras menores de 2 anos. Brasília: Ministério da Saúde; 2019. 265 p.

6

Deficiência de micronutrientes no início da vida e doenças crônicas do adulto

JULIANA FERNANDEZ SANTANA E MENESES
ROSELI OSELKA SACCARDO SARNI

Introdução

A deficiência de micronutrientes é frequente e acomete cerca de 2 bilhões de pessoas no mundo.[1] Também chamada de fome oculta, por vezes ocorre de forma silenciosa, em especial na fase subclínica. Algumas fases da vida apresentam maior risco de deficiência do que outras: gravidez, crianças (desde a vida intrauterina até os 3 anos), adolescentes e idosos. Compreender a fisiopatologia e a epidemiologia dessas deficiências e implementar métodos efetivos de prevenção representam estratégias importantes para o indivíduo e para o sistema de saúde no combate às doenças crônicas.

Por várias razões, é plausível considerar a hipótese de que a deficiência de vitaminas e minerais durante estágios críticos de desenvolvimento, como a vida intrauterina e primeiros anos subsequentes, terá consequências duradouras para a saúde. Em primeiro lugar, o campo das origens do desenvolvimento da saúde e da doença já estabeleceu a ligação entre o baixo peso ao nascer e o risco de doenças crônicas na idade adulta e na velhice. O peso ao nascer tem associação inversa com hipertensão e diabetes tipo 2 na idade adulta. Em segundo lugar, revisões sistemáticas e metanálises descreveram os efeitos dos micronutrientes no crescimento fetal. Terceiro, vitaminas e minerais continuam a desempenhar papéis críticos no metabolismo em nível celular e bioquímico, funcionamento cardiovascular, renal e pulmonar ao longo da vida. As doenças cardiovasculares, por exemplo, respondem por 17,9 milhões de mortes por ano no mundo.[2]

Dada a alta prevalência de deficiências de micronutrientes em todo o mundo e a crescente epidemia de doenças crônicas, este capítulo merece especial atenção. Tendo em vista a complexidade do tema abordaremos especificamente o papel da deficiência de micronutrientes na gestação no desenvolvimento de doenças crônicas.

Micronutrientes envolvidos com doenças crônicas na vida intrauterina

Há associações já descritas entre o estado relativo aos micronutrientes e alterações no metabolismo, no crescimento, na função orgânica, vascular, renal, na adiposidade e, consequentemente, no aumento do risco de doenças crônicas não transmissíveis em longo prazo.[2,3]

Os possíveis mecanismos que explicam de que forma as deficiências de micronutrientes durante a gestação poderiam comprometer o desenvolvimento fetal e influenciar o aumento do risco de doenças crônicas são mostrados na Figura 1. Nota-se que são referidos como prováveis fatores envolvidos: alterações nas vias de regulação hormonal, desregulação epigenética e restrição ao crescimento e desenvolvimento intrauterino. A carência de micronutrientes específicos na mãe e suas influências no funcionamento dos sistemas fetais são vistos nessa figura.

Apesar de poucos dados disponíveis na literatura sobre o estado relativo aos micronutrientes maternos, em especial em nosso meio, sabe-se que a deficiência pode prejudicar de várias maneiras o desenvolvimento do feto e do recém-nascido. Por exemplo, a carência de ferro ou zinco pode inibir o crescimento fetal por diminuir a atividade da IGF-1 e de seus receptores, além de propiciar outros estímulos hormonais, como a liberação de cortisol, aumentando a ação catabólica.

Alguns estudos mostram que intervenções na gestação com ferro e zinco, por exemplo, são eficazes para reduzir o nascimento prematuro e o baixo peso ao nascer. A suplementação de cálcio, especialmente em populações com baixo consumo, parece estar relacionada com a redução da pressão arterial sistêmica em crianças e adultos e com a prevenção de pré-eclâmpsia em gestantes.[4,5]

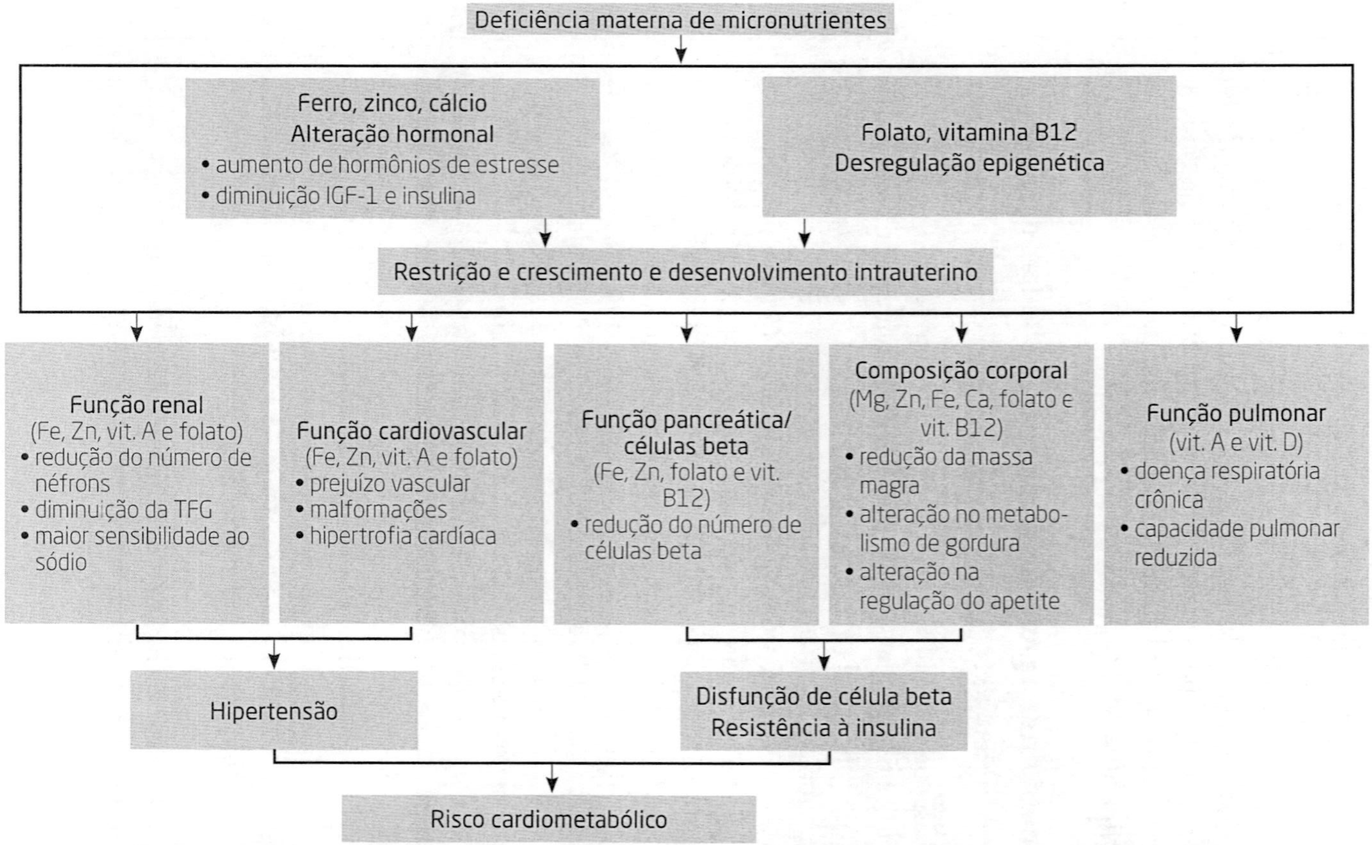

Figura 1. Possíveis fatores que explicam como as deficiências nutricionais maternas comprometem o desenvolvimento do feto e resultam no aumento do risco de doenças crônicas não transmissíveis em longo prazo.

IGF-1: fator de crescimento semelhante à insulina tipo 1; TFG: taxa de filtração glomerular.

Fonte: adaptada de Christian e Stewart, 2010.[2]

Vitaminas como folato, riboflavina, B12 e B6 estão envolvidas no metabolismo do carbono e desempenham papel central na função celular de todos os tecidos corporais. Essas vitaminas influenciam as alterações do padrão de metilação do DNA, que é uma das modificações epigenéticas capazes de induzir alterações na expressão gênica a partir de influências ambientais. A desregulação epigenética, por sua vez, está relacionada ao desenvolvimento de várias doenças, incluindo obesidade, diabetes, doenças cardiovasculares e neurocognitivas.[2,6,7]

As recomendações nutricionais, destinadas à população saudável, durante a gestação, levam em conta as necessidades da mulher considerando, também, um adicional para atender às demandas metabólicas aumentadas. As quantidades recomendadas de micronutrientes, mostradas na Tabela 1, são utilizadas para orientar o consumo alimentar adequado e prevenir carências nutricionais durante o período gestacional.[8,9]

TABELA 1. Recomendações de micronutrientes para gestantes, de acordo com a RDA*

Nutriente	Recomendação durante a gestação
Vitamina A	770 µg RE
Vitamina B6	1,9 mg
Vitamina B12	2,6 µg
Folato	600 µg
Vitamina C	85 mg
Vitamina D	600 UI
Vitamina E	15 mg
Cobre	1.000 µg
Iodo	220 µg
Ferro	27 mg
Selênio	60 µg
Zinco	11 mg

*RDA: ingestão diária recomendada.
Fonte: Padovani et al., 2006.[8]

Durante a idade fértil, as mulheres estão particularmente mais vulneráveis a desenvolver carências nutricionais, uma vez que suas demandas fisiológicas são maiores. Portanto, o incentivo ao consumo de uma dieta variada e equilibrada, à base de alimentos *in natura,* em quantidades adequadas é essencial, sabendo-se que há uma associação positiva entre a diversidade da dieta e a chance de adequação de micronutrientes.[10,11]

A Organização Mundial da Saúde (OMS) recomenda, durante a gestação, o uso de suplemento oral diário de ferro e ácido fólico, com 30 a 60 mg e 400 μg (0,4 mg), respectivamente, com o intuito de prevenir anemia, infecção puerperal, baixo peso ao nascer e o parto prematuro. Em contextos específicos, como em populações de baixa renda ou com taxas elevadas de desnutrição, em geral as dietas são inadequadas e as deficiências podem ser comuns. Após avaliação nutricional criteriosa e diante do baixo consumo de micronutrientes, recomendam-se suplementos de cálcio (1,5 a 2,0 g de cálcio elementar oral) e de vitamina A apenas nas gestantes em zonas em que a deficiência dessa vitamina é um problema de saúde pública, e de zinco diante de investigação detalhada para tal deficiência.[9,10,12]

Os efeitos pós-natais da inadequação de micronutrientes durante a gestação refletem respostas indesejáveis imediatas em curto e longo prazos. Os resultados dos estudos variam de acordo com características específicas, como o nutriente avaliado, a idade da criança, fatores ambientais, incluindo os nutricionais, e a coexistência de doenças. Como citado anteriormente, de maneira geral, são observadas alterações no crescimento, na composição corporal, imaturidade imunológica, alterações na capacidade respiratória e até no desenvolvimento cognitivo, motor e socioemocional.[9]

Em relação ao crescimento, uma metanálise que avaliou o efeito da suplementação materna no crescimento pós-natal mostrou que o uso de múltiplos micronutrientes pela mãe no período pré-natal teve um efeito positivo apenas no perímetro cefálico de crianças menores de 5 anos; sem impacto nas medidas de peso e estatura e no escore z de peso/estatura.[13] Outro estudo de coorte, que avaliou crianças expostas aleatoriamente na vida intrauterina a cinco tipos de suplementos oferecidos à mãe durante a gestação, encontrou na idade escolar maior estatura e menor adiposidade (avaliada por dobras cutâneas) nas crianças cujas mães receberam suplementação combinada de ferro, ácido fólico e zinco comparativamente aos filhos de mães que receberam outras combinações de micronutrientes ou os daquelas que não foram suplementadas.[14]

Doenças crônicas mais prevalentes e deficiência de micronutrientes

Doença renal crônica, hipertensão arterial e doenças cardiovasculares estão interligadas e podem ter origem na vida fetal.

Entre outras causas, a doença renal crônica na vida adulta também pode ser resultado de um ambiente intrauterino adverso. O início precoce da doença é determinado pela redução do número de néfrons do feto e tem como consequência o declínio da função glomerular ao longo da vida. Vários fatores influenciam o maior risco para a redução da formação e desenvolvimento renal. Ressaltam-se, entre eles, desnutrição materna, obesidade e deficiência de micronutrientes específicos como das vitaminas A e D e do zinco no período gestacional.[15] Estudos com animais de experimentação mostram claramente o papel da deficiência de vitamina A durante a gestação, na determinação do número de néfrons do concepto.[16] Sobre os efeitos da vitamina D no desenvolvimento renal, embora estudos experimentais mostrem que a deficiência materna pode aumentar o número de néfrons, é interessante notar que, por outro lado, há inibição ou prejuízo de sua maturidade e função. Isso porque o aumento do número de néfrons associado a essa deficiência associou-se à redução da função renal na idade adulta.[17,18]

O zinco está presente em mais de 300 enzimas e desempenha papel na expressão gênica, no desenvolvimento de órgãos e na defesa antioxidante. Estudos experimentais com ratos constataram que a deficiência de zinco desde a gestação e durante o crescimento rápido da prole esteve associada com alterações na morfologia renal, com reflexos no desenvolvimento de doenças renais e cardiovasculares na vida adulta.[19]

O papel do baixo peso ao nascer como risco para o desenvolvimento de doenças cardiovasculares já é bem reconhecido na literatura, no entanto, o papel isolado de alguns micronutrientes ainda é pouco estudado. Tanto a deficiência quanto o excesso de vitamina A, por exemplo, já foram relacionados à maior ocorrência de malformações congênitas. Também já foi descrito que as concentrações de folato em gestantes estão associadas à função endotelial do recém-nascido. Em modelo animal, deficiência materna de vitamina D pode alterar o desenvolvimento metabólico e contrátil do coração. Outros estudos experimentais mostram que o consumo deficiente ou excessivo de cálcio se associa ao aumento progressivo da pressão arterial. Efeitos deletérios também são observados na deficiência materna de ferro e zinco, que podem alterar a anatomia e a função cardiovascular fetal.[2]

Em relação à composição corporal, modelos experimentais mostram que a restrição materna de micronutrientes predispõe a alterações precoces no concepto no período pós-natal, por meio de modificação epigenética, desregulação do apetite, alteração no metabolismo do tecido adiposo, resultando em aumento no percentual de gordura corporal e diminuição de massa magra.[20]

Há evidências de que certos micronutrientes, como ferro, iodo, zinco, folato, vitaminas A e D também estão envolvidos no desenvolvimento cerebral durante a vida intrauterina e pós-natal. A magnitude do comprometimento da função cerebral depende da intensidade da deficiência que pode se apresentar de forma isolada ou combinada entre os vários micronutrientes.[9] Uma revisão incluindo 14 estudos mostrou associação entre anemia por deficiência de ferro durante a gestação e pior desempenho cognitivo e alterações comportamentais durante a infância. No entanto, a maioria dos estudos considera a condição socioeconômica como um possível viés na análise desses resultados.[21] Em relação ao iodo, é importante considerar que as reservas desse nutriente são rapidamente esgotadas durante a gravidez, colocando o feto em risco de comprometimento do desenvolvimento, especialmente do cérebro. A gravidade do comprometimento cognitivo está associada à intensidade da deficiência de iodo durante a gestação.[22,23] Por outro lado, o consumo de iodo nos níveis preconizados como adequados, e que são fornecidos pela adição de 20 a 60 mg de iodo a cada quilo de sal, previne a maior causa evitável de deficiência mental existente no mundo, que é o cretinismo endêmico. No Brasil, o estabelecimento da obrigatoriedade de adição de iodo no sal se deu na década de 1950.

Benefícios da suplementação

Intervenções como a suplementação de micronutrientes, especialmente em gestantes de países de baixa e média rendas, podem ser benéficas e atenuar as deficiências nutricionais causadas pela má qualidade da dieta que muitas vezes podem ser exacerbadas pelo aumento das demandas.[24,25] O efeito em longo prazo da suplementação de micronutrientes em gestantes, na redução de doenças crônicas futuras em seus filhos, ainda não foi plenamente elucidado.

Metanálise que incluiu 72 estudos avaliou o impacto das diferentes formas de suplementação de vitaminas e minerais durante a gestação nos desfechos maternos, do parto, da saúde e do desenvolvimento infantil em países de baixa e média rendas. Os resultados mostraram efeitos favoráveis em relação à redução do risco de nascimentos prematuros, de restrição do crescimento intrauterino em mulheres que receberam suplementação com múltiplos micronutrientes contendo vitaminas A, D, E, C, complexo B, ferro, ácido fólico, zinco, cobre, selênio e iodo, comparativamente às gestantes suplementadas apenas com ferro e ácido fólico.[26] Nesse estudo, a suplementação com ferro e ácido fólico mostrou melhora considerável na anemia materna e redução na prevalência do baixo peso ao nascer. A suplementação isolada de alguns micronutrientes apontou melhora nos desfechos maternos: pré-eclâmpsia e eclâmpsia com suplemento de cálcio, da anemia materna com a suplementação de ferro, de partos prematuros com suplementos de vitamina D e nas concentrações de zinco sérico materno nas mães suplementas com zinco. Diante desses resultados, conclui-se que a suplementação de micronutrientes é uma intervenção eficaz durante a gestação, especialmente em mulheres residentes em países de baixa e média rendas, e a escolha do suplemento deve ser preferencialmente pelo uso de múltiplos micronutrientes.[26]

No Brasil, desde 2002, a Agência Nacional de Vigilância Sanitária (Anvisa) instituiu o enriquecimento de farinhas de trigo e milho com ferro (4,2 mg) e ácido fólico (150 μg) para cada 100 g do produto com o intuito de reduzir a prevalência de anemia e prevenir doenças do tubo neural.[27]

Em 2013, a OMS publicou uma diretriz relacionada ao uso de formulações em pó com múltiplos micronutrientes para fortificação caseira de alimentos consumidos por gestantes. Essa diretriz concluiu que não há evidências suficientes para avaliar os potenciais riscos ou benefícios das formulações em relação aos resultados de saúde materna e do bebê. De forma que o uso rotineiro dessa intervenção, sem estudos locais prévios, não deve ser recomendado.[28]

Dessa forma, especialmente no Brasil, políticas públicas nacionais de suplementação com múltiplos micronutrientes ainda não foram incorporadas na assistência pré-natal e ressalta-se, assim, a importância da orientação nutricional apropriada às gestantes.

Considerações finais

Cada vez mais evidências sugerem que a inadequada nutrição materna e fetal pode ter efeitos negativos que persistem até a idade adulta, com potenciais efeitos transgeracionais. Recentemente, os estudos têm relacionado as deficiências de micronutrientes no início da vida à maior suscetibilidade a doenças crônicas não transmissíveis futuras, mas as estratégias para prevenir ou reverter esse panorama ainda não foram plenamente elucidadas.

A nutrição materna ideal, incluindo a ingestão adequada de vitaminas e minerais essenciais, é importante para o desenvolvimento fetal e tem impactos de longo prazo na saúde da criança e do adulto. Embora as gestantes sejam consideradas de maior risco para deficiências de micronutrientes em razão do aumento das necessidades nutricionais maternas e fetais, há algum debate sobre a melhor forma de alcançar uma dieta ideal com ingestão adequada e equilibrada dos nutrientes necessários. Na prática, entretanto, pode não ser tão simples, já que a ingestão de micronutrientes e as deficiências variam entre regiões, países e populações. A possibilidade de orientações nutricionais individualizadas e da avaliação da eventual necessidade de suplementação de micronutrientes, além do ferro e ácido fólico, é desejável.

As recomendações nutricionais destacam que as mulheres grávidas devem ser apoiadas e encorajadas a receber alimentação adequada, equilibrada e variada no contexto de um estilo de vida saudável que inclui, além de cuidados nutricionais, exposição segura ao sol e prática regular de exercícios físicos.

Take home messages

- A deficiência de micronutrientes é condição frequente em gestantes e crianças menores de 5 anos.
- A deficiência de micronutrientes durante a gestação pode comprometer o desenvolvimento fetal e influenciar o aumento do risco de doenças crônicas.
- Nos primeiros anos de vida a deficiência de micronutrientes, especialmente de ferro, pode interferir no desenvolvimento neuropsicomotor em longo prazo.

- Para combate da deficiência de micronutrientes devem-se utilizar estratégias combinadas: orientação nutricional, fortificação de alimentos e suplementação medicamentosa.

Referências bibliográficas

1. World Health Organization (WHO). Vitamin and mineral deficiencies harm one-third of the world's population, says new report. Bulletin of the World Health Organization. 2004;82(3):160-238.

2. Christian P, Stewart CP. Maternal micronutrient deficiency, fetal development, and the risk of chronic disease. J Nutr. 2010;140(3):437-45.

3. Brenseke B, Prater MR, Bahamonde J, Gutierrez JC. Current thoughts on maternal nutrition and fetal programming of the metabolic syndrome. J Pregnancy. 2013;2013:368461.

4. Pannia E, Cho CE, Kubant R, Sanchez-Hernandez D, Huot PSP, Anderson GH. Role of maternal vitamins in programming health and chronic disease. Nutrition Reviews. 2016;74(3):166-80.

5. Tarry-Adkins JL, Ozanne SE. The impact of early nutrition on the ageing trajectory. Proc Nutr Soc. 2014;73(2):289-301.

6. Van Mierlo LAJV, Arends LR, Streppel MT, Zeegers MPA, Kok FJ, Grobbee DE et al. Blood pressure response to calcium supplementation: a meta-analysis of randomized controlled trials. J Hum Hypertens. 2006;20(8):571-80.

7. Villar J, Belizán JM. Same nutrient, different hypotheses: disparities in trials of calcium supplementation during pregnancy. Am J Clin Nutr. 2000;71(5 Suppl):1375S-9S.

8. Padovani RM, Amaya-Farfán J, Colugnati FAB, Domene SMA. Dietary reference intakes: application of tables in nutritional studies. Rev Nutr. 2006;19(6):741-60.

9. Gernand AD, Schulze KJ, Stewart CP, West KP, Christian P. Micronutrient deficiencies in pregnancy worldwide: health effects and prevention. Nat Rev Endocrinol. 2016;12(5):274-89.

10. Mousa A, Naqash A, Lim S. Macronutrient and micronutrient intake during pregnancy: an overview of recent evidence. Nutrients. 2019;11(2):443.

11. Gómez G, Previdelli AN, Fisberg RM, Kovalskys I, Fisberg M, Herrera-Cuenca M et al. Dietary diversity and micronutrients adequacy in women of childbearing age: results from ELANS Study. Nutrients. 2020;12(7):1994.

12. World Health Organization (WHO). Recomendações da OMS sobre cuidados pré-natais para uma experiência positiva na gravidez. Disponível em: www.who.int/reproductivehealth. Acesso em: 3 mar. 2022.

13. Lu WP, Lu MS, Li ZH, Zhang CX. Effects of multimicronutrient supplementation during pregnancy on postnatal growth of children under 5 years of age: a meta-analysis of randomized controlled trials. PLoS One. 2014;9(2):e88496.

14. Stewart CP, Christian P, LeClerq SC, West KP Jr, Khatry SK. Antenatal supplementation with folic acid + iron + zinc improves linear growth and reduces peripheral adiposity in school-age children in rural Nepal. Am J Clin Nutr. 2009;90(1):132-40.

15. Lumbers ER, Kandasamy Y, Delforce SJ, Boyce AC, Gibson KJ, Pringle KG. Programming of renal development and chronic disease in adult life. Front Physiol. 2020;11:757.

16. Lelievre-Pegorier M, Vilar J, Ferrier M L, Moreau E, Freund N, Gilbert T et al. Mild vitamin A deficiency leads to inborn nephron deficit in the rat. Kidney Int. 1998;54(5):1455-62.

17. Nascimento FA, Ceciliano TC, Aguila MB, Mandarim-de-Lacerda CA. Maternal vitamin D deficiency delays glomerular maturity in F1 and F2 offspring. PLoS One. 2012;7:e41740.

18. Boyce AC, Palmer-Aronsten BJ, Kim MY, Gibson KJ. Maternal vitamin D deficiency programmes adult renal renin gene expression and renal function. J Dev Orig Health Dis. 2013;4(5):368-76.

19. Tomat AL, Costa MA, Girgulsky LC, Veiras L, Weisstaub AR, Inserra F et al. Zinc deficiency during growth: Influence on renal function and morphology. Life Sci. 2007;80(14):1292-302.

20. Venu L, Harishankar N, Krishna TP, Raghunath M. Does maternal dietary mineral restriction per se predispose the offspring to insulin resistance? Eur J Endocrinol. 2004;151(2):287-94.

21. Grantham-McGregor S, Ani C. A Review of studies on the effect of iron deficiency on cognitive development in children. J Nutr. 2001;131(2S-2):649S-668S.

22. Abel MH, Caspersen IH, Meltzer HM, Haugen M, Brandlistuen RE, Aase H et al. Suboptimal maternal iodine intake is associated with impaired child neurodevelopment at 3 years of age in the Norwegian Mother and Child Cohort Study. J Nutrition. 2017;147(7):1314-24.

23. Hans KB, Janab T. Micronutrients in the life cycle: Requirements and sufficient supply. NFS Journal. 2018:1-11.

24. Black RE, Dewey KG. Benefits of supplementation with multiple micronutrientes in pregnancy. Ann NY Acad Sci. 2019;1444(1):3-5.

25. Keats EC, Haider BA, Tam E, Bhutta ZA. Multiple-micronutrient supplementation for women during pregnancy (Review). Cochrane Database Syst Ver. 2019;3(3):CD004905.

26. Oh C, Keats EC, Bhutta ZA. Vitamin and mineral supplementation during pregnancy on maternal, birth, child health and development outcomes in low- and middle-income countries: a systematic review and meta-analysis. Nutrients. 2020;12(2):491.

27. Brasil. Agência Nacional de Vigilância Sanitária. Resolução RDC n. 344 de 13 de dezembro de 2002. Regulamento técnico para fortificação das farinhas de trigo e das farinhas de milho com ferro e ácido fólico. Diário Oficial da União.

28. Organização Mundial da Saúde. Diretriz: Uso de formulações em pó de múltiplos micronutrientes para fortificação caseira de alimentos consumidos por gestantes. Genebra: Organização Mundial da Saúde; 2011.

7

Compostos bioativos dos alimentos no início da vida e prevenção das doenças crônicas no adulto

LAÍS VALES MENNITTI
ANA CLAUDIA LOSINSKAS HACHUL
LEONARDO M. DE SOUZA MESQUITA
LILA MISSAE OYAMA
LUCIANA PELLEGRINI PISANI

Introdução

Compostos bioativos (CB) naturais são considerados moléculas presentes em biomassas (principalmente em vegetais e microrganismos) que, quando ingeridos, desempenham um papel benéfico à saúde. Ao contrário dos nutrientes essenciais, a falta de ingestão de CB não é nociva à saúde, porém, diminui a qualidade de vida e o desempenho metabólico de diversas funções vitais. Majoritariamente, uma dieta rica em CB é, consequentemente, rica em vegetais, frutos e verduras, os quais são constituídos por uma imensa diversidade estrutural de biomoléculas. Têm sido encontradas associações entre o consumo materno de CB naturais, durante a gestação e/ou lactação, na saúde dos descendentes no que concerne às doenças crônicas não transmissíveis, como diabetes *mellitus* tipo 2 (DM2), hipertensão e doenças cardiovasculares. As evidências indicam que esses efeitos podem perdurar até a vida adulta e serem transmitidos de forma transgeracional. Em vista disso, neste capítulo, será abordada a importância dos mais atuantes CB (carotenoides, cafeína e compostos fenólicos) no âmbito da programação fetal, bem como o aparecimento de desordens e/ou doenças metabólicas nos descendentes ao longo da vida.

Carotenoides

Carotenoides são pigmentos naturais que atribuem coloração amarelo-avermelhada, encontrados principalmente em frutos, folhas verde-escuras e algas marinhas. Os carotenoides podem ser caracterizados como provitamínicos A (pro-VA), principalmente o betacaroteno, e representam uma importante fonte de vitamina A adquirida pela dieta. No âmbito da programação fetal, os carotenoides e a vitamina A são pouco explorados, o que dificulta o entendimento do papel exclusivo dessas moléculas nesse fenômeno biológico. O que se sabe, a partir de estudos epidemiológicos, é que alimentos ricos em carotenoides desempenham um importante papel antioxidante e anti-inflamatório durante a gestação e lactação.[1] Durante os primeiros meses de gestação, existe um aumento exponencial das espécies reativas de oxigênio no ambiente intrauterino e, portanto, moléculas que atuam como antioxidantes são extremamente importantes para modulação desse quadro.

Durante a gestação, os carotenoides desempenham um papel muito importante na comunicação celular e são conhecidos por melhorarem a resposta imune inata, podendo, assim, prevenir problemas gestacionais de maior magnitude.[1] A expressão dos genes relacionados à vitamina A e seus subprodutos já tem sido estudada como uma das principais vias metabólicas. Por exemplo, alguns autores já reportaram que a ativação do complexo RAX promove a regulação de mais de 500 genes relacionados a fatores de transcrição ou associados com receptores de outras proteínas (PPAR, TNF, NFκB) relacionados à cascata inflamatória.[2] Por outro lado, a vitamina A, frequentemente relacionada à metabolização de carotenoides, apresenta um potencial teratogênico na prole, quando adicionadas sem verificação prévia à dieta da gestante; por isso, é importante destacar que doses superiores a 7,5 mg/kg/dia podem levar a malformação fetal, ou até mesmo aborto espontâneo.[3] Consequentemente, em razão desse efeito deletério, a suplementação de vitamina A durante a gravidez é exclusivamente recomendada em casos de extrema necessidade, e, geralmente, em países de grave carência dessa vitamina.

Mudanças epigenéticas já são correlacionadas com a suplementação de carotenoides e de vitamina A. Durante o período de lactação, ratos da linhagem Wistar foram suplementados com all-*trans*-β-caroteno e houve modificação no padrão de metilação de genes envolvidos na adipogênese e no desenvolvimento do tecido adiposo branco (via *Pparg2* e *Rbp4*). Esses dados fornecem subsídio ao papel dos carotenoides e seus metabólitos na modificação epigenética da prole, possivelmente influenciando o fenótipo e o desenvolvimento de doenças metabólicas ao longo da vida.[4] Em mulheres com diabetes gestacional suplementadas com luteína (carotenoide amarelado presente em diversos frutos e verduras), foi observada menor expressão gênica de vias relacionadas ao estresse oxidativo na prole jovem, bem como a redução do quadro infamatório associado ao estresse oxidativo.[5]

Cafeína

A cafeína é designada, quimicamente, como 1,3,7-trimetilxantina e trata-se de um alcaloide naturalmente presente em grãos de café, folhas de chá, cacau, noz-de-cola, grão de guaraná e outras plantas. Refrigerantes de cola, produtos contendo cacau ou chocolate, bebidas energéticas, suplementos, cosméticos e medicamentos também apresentam a cafeína em sua composição.[6]

Para gestantes e lactantes, a instituição federal canadense Health Canada considera seguro o consumo diário de até 300 mg de cafeína (aproximadamente 2 copos de 237 mL de café por dia).[7] Por outro lado, a European Food Safety Authority (EFSA) não recomenda o consumo de valores acima de 200 mg de cafeína por dia para esse grupo de mulheres.[6] Esse alcaloide é capaz de atravessar a barreira placentária e pode, ainda, ser excretado pelo leite materno e, por conta disso, há uma marcante preocupação acerca dos efeitos adversos desencadeados pela ingestão de cafeína por mulheres gestantes e lactantes.[8] A placenta e o feto não possuem as enzimas necessárias para a metabolização da cafeína, dessa forma, a substância absorvida pela mãe pode permanecer acumulada no fluido do ambiente uterino, afetando o desenvolvimento embrionário e influenciando o aparecimento de doenças ao longo da vida dos descendentes.[9] A exposição habitual à cafeína durante a gestação pode levar a problemas na implantação embrionária, retardo do crescimento intrauterino, subfertilidade e aborto espontâneo. Além disso, em relação à programação fetal, a presença de cafeína na dieta materna pode causar efeitos adversos nos descendentes, incluindo baixo peso ao nascer, pequena circunferência da cabeça, excesso de crescimento infantil, obesidade infantil, danos à função cardiovascular, prejuízos na homeostase da glicose e danos cognitivos.[9]

No entanto, autores sugerem que não há um limiar absoluto considerado seguro para a ingestão materna de cafeína durante a gestação.[9] Além disso, é extremamente relevante considerar que as respostas à exposição à cafeína são altamente variáveis entre os indivíduos.[9] Assim sendo, a ingestão de cafeína durante a gestação e/ou lactação pode apresentar diferentes respostas entre diferentes mulheres e pode, ainda, atuar distintamente na suscetibilidade individual dos descendentes em desenvolver doenças na fase adulta.

Compostos fenólicos

Os compostos fenólicos (polifenóis) são compostos bioativos encontrados em alimentos como frutos, vegetais, grãos, café, chá e seus derivados. Eles são subdivididos em quatro classes: flavonoides, ácidos fenólicos, ligninas e estilbenos. Neste capítulo serão abordadas as duas subclasses principais dos polifenóis: (1) flavonoides e seus derivados (antocianinas, epigalocatequina, quercetina e genisteína) e (2) não flavonoides (resveratrol e curcumina).

Flavonoides

ANTOCIANINAS

As antocianinas são encontradas, primariamente, em *berries*, tais como *blackberries*, *blueberries*, amora, açaí, mirtilo e juçara. As antocianinas são moléculas extremamente instáveis, principalmente a variações de temperatura, pH e radiação UV, e por isso, quando ingeridas, são clivadas em outras moléculas de menor massa molecular, principalmente ácidos fenólicos.[10] Simplificadamente, em decorrência da variação de pH inerente ao processo de digestão, as antocianinas são clivadas, transformando-se em chalconas, e em razão da ação modulatória da microbiota intestinal são finalmente transformadas em ácidos fenólicos (Figura 1).[10]

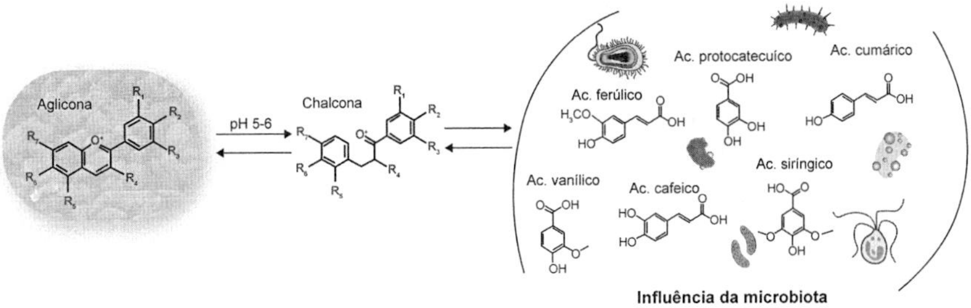

Figura 1. Esquema representativo de biotransformação das antocianinas em ácidos fenólicos.
Fonte: elaboração dos autores.

No âmbito da programação fetal, a exposição materna às antocianinas ou alimentos ricos em antocianinas, durante a gestação e/ou lactação, foi apontada como benéfica para a saúde dos descendentes em diferentes fases da vida. De fato, autores revelaram que a suplementação materna durante a gestação e lactação com 20 mg de antocianina/kg/dia em animais (ou seja, 231 mg de antocianina por dia para um indivíduo de 70 kg – 3,3 mg/kg/dia) está envolvida na redução do ganho de peso corporal total, do conteúdo de gordura subcutânea e da expressão proteica da interleucina 10 (citocina anti-inflamatória) no tecido adiposo marrom (TAM) dos descendentes jovens.[11]

Em adição, utilizando um modelo animal de câncer de mama, mostraram que a ingestão materna de *blueberry* (*Vaccinium angustifolium*) (27,8 mg/g de antocianinas) durante a gestação e lactação reduziu o peso e o volume do tumor mamário em descendentes adultos.[12] Também na prole adulta, outro estudo apontou que a suplementação materna com extrato da casca da uva (*Vitis vinifera*) (200 mg/kg/dia) altera, beneficamente, a gordura corporal, a pressão arterial sistólica, os níveis plasmáticos de triacilglicerol, glicose e insulina, o índice HOMA-IR (cálculo utilizado para análise de resistência à insulina), a peroxidação lipídica, os níveis de óxido nitroso e o balanço de enzimas antioxidantes dos descendentes.[13]

Frente ao exposto, sugere-se que a ingestão materna de alimentos fonte de antocianinas, durante a gestação e lactação, pode ser considerada uma estratégia de suplementação com o intuito de reduzir a probabilidade de aparecimento de doenças crônicas não transmissíveis nos descendentes no período pós-natal, possivelmente influenciando também o estado de saúde dos indivíduos das próximas gerações.

EPIGALOCATEQUINA

A epigalocatequina é uma catequina do grupo dos polifenóis presentes, por exemplo, no chá-verde (*Camellia sinensis*). Além da epigalocatequina, o chá-verde também é composto pela epicatequina, a epicatequina galato e a epigalocatequina-3-galato (EGCG), sendo esta última reconhecida como a mais abundante.[14] Nesse sentido, as folhas de *Camellia sinensis* podem ser consideradas uma excelente fonte de catequinas e derivativos, possuindo um respaldo farmacológico milenar.

Evidências apontando o efeito do consumo de chá-verde durante a gestação e/ou lactação na programação fetal ainda são escassas. Entretanto, a exposição *in vitro* (em células) de embriões de ratos a diferentes doses (0,01 mg/L a 1g/L) de epigalocatequina-3-galato foi considerada segura em manter a sobrevida dos embriões.[15] Em adição, filhotes de ratas que receberam dieta hipoproteica durante a gestação e 0,24% de extrato de chá-verde durante a lactação, associado à dieta controle, apresentaram maior expressão renal de AMPK na sua forma fosforilada (p-AMPK) e AMPK total, bem como o aumento da razão p-AMPK/AMPK, demonstrando a regulação da via da AMPK nos rins dos filhotes jovens do sexo feminino.[16] Adicionalmente, pesquisadores observaram que a exposição materna ao chá-verde desencadeou efeitos protetivos nos filhotes no início da vida adulta que receberam dieta hiperlipídica após o desmame, reduzindo as citocinas pró-inflamatórias e o colesterol total.[17]

Por outro lado, filhotes com 28 dias provenientes de mães que receberam extrato de chá-verde (400 mg/kg/dia), durante a gestação e lactação, apresentaram aumento na concentração de citocinas pró e anti-inflamatórias em diferentes depósitos de tecido adiposo branco, além de maior concentração de lipopolissacarídeos (LPS) e da enzima antioxidante superóxido dismutase (SOD), demonstrando um efeito pró-inflamatório do consumo de extrato de chá-verde durante a gestação e lactação na prole jovem.[18]

Portanto, os efeitos do consumo materno de chá-verde durante a gestação e/ou lactação ainda são controversos na literatura e evidências robustas no tratamento em humanos são limitadas. Dessa forma, recomenda-se evitar a ingestão de chá-verde durante períodos críticos de desenvolvimento fetal e neonatal.

QUERCETINA

A quercetina é um pigmento amarelado da classe dos flavonoides encontrada principalmente na forma quercetina-3-O-glicosídeo, em alimentos como couve, cebola, maçã, *berries*, cereja, uva, brócolis, infusões e vinho tinto. No âmbito da programação fetal, a administração isolada de quercetina durante a gestação, em camundongos, promoveu aumento na quantidade relativa mRNA para IL-1 e IL-10 e de enzimas antioxidantes como catalase, superóxido dismutase e glutationa peroxidase no fígado da prole adulta.[19] Essas alterações observadas na vida adulta são decorrentes de modificações epigenéticas, pois esses mesmos autores também mostraram hipometilação de fatores como SINEB1 (elementos repetitivos normalmente expressos na embriogênese precoce) com a suplementação de quercetina durante a gestação.[20]

Adicionalmente, a ingestão de dieta hiperlipídica concomitante à suplementação com quercetina em camundongos durante a gestação e lactação protegeu a prole fêmea com 12 meses da hiperglicemia, hiperinsulinemia, hipertensão e aumento do ganho de peso corporal.[21] Nesse mesmo sentido, o tratamento com dieta hiperlipídica suplementada com diferentes doses de quercetina (50, 100 e 200 mg/kg) durante a gestação e lactação em ratas obesas promoveu diminuição no ganho de peso corporal, melhorou a sensibilidade à insulina e o metabolismo de lipídios na prole adulta, por diminuir o estresse oxidativo e a inflamação no fígado e no tecido adiposo branco.[22]

GENISTEÍNA

A genisteína é um tipo de isoflavona encontrada em abundância na soja e em outros alimentos como tremoço e fava. Já é demonstrado na literatura que os fitoestrógenos, como a genisteína, são capazes de atravessar a placenta.

Estudos associando dieta hiperlipídica e suplementação com genisteína durante a gestação e/ou lactação mostraram melhoras metabólicas na prole adulta. Nesse sentido, estudo realizado por Zhou et al.[23] mostrou que a suplementação com genisteína associada à ingestão de dieta hiperlipídica durante o período preconcepção, gestação e lactação melhora o quadro metabólico materno com consequências benéficas no metabolismo glicídico e lipídico da prole adulta. Adicionalmente, um trabalho realizado por Dolinoy et al. comprova que os fitoestrógenos ingeridos pelas mães têm a capacidade de promover alterações epigenéticas na prole com consequências na vida adulta. Nesse estudo, os autores mostraram que a genisteína durante a vida intrauterina e lactação modifica o padrão de metilação do IAP (partícula A intracisternal), fatores genéticos em camundongo associados à toxidade e fenótipos da doença, aumentando a incidência de prole hipermetilada e com coloração de pelo marrom-avermelhada.[24]

Não flavonoides

RESVERATROL

O resveratrol é um nutracêutico pertencente ao grupo estilbenoide com vários efeitos terapêuticos e encontra-se em alta concentração nas uvas e no vinho. No âmbito da programação fetal, a exposição materna ao resveratrol parece prevenir o aparecimento de desordens metabólicas ao longo da vida dos descendentes. De fato, a exposição ao resveratrol associada à dieta hiperlipídica durante a vida intrauterina e neonatal foi capaz de reduzir a massa corporal e os depósitos de tecido adiposo branco em filhotes logo após o período da lactação.[25]

Adicionalmente, outros pesquisadores revelaram que a prole alimentada com dieta hiperlipídica após o desmame por 11 semanas e suplementada com resveratrol (0,2% por g de dieta por dia) durante a vida intrauterina apresentou melhora na termogênese e na sensibilidade à insulina.[26] Também foi demonstrado que o consumo materno de resveratrol (20 mg/kg/dia) associado à dieta restrita em proteína, durante a gestação e lactação, reduziu a insulinemia, o índice HOMA, leptinemia e a peroxidação lipídica no soro e no fígado da prole adulta, sem alterar a glicemia.[27]

O resveratrol também tem apresentado a capacidade de promover modificações epigenéticas. O consumo materno de resveratrol (1g/kg de dieta) no período pré-gestacional foi capaz de promover modificações epigenéticas na prole, como a metilação das citosinas nos dinucleotídeos CpGs nos promotores dos genes *Nrf2* e *Nfkb*, reduzindo os níveis de espécies reativas de oxigênio e inflamação, além de alterações nas vias de sinalização AMPK/mTOR e no estresse do retículo endoplasmático.[28] Nesse sentido, as evidências sugerem que componentes da dieta, como os compostos fenólicos, quando ingeridos no período da gestação ou lactação, podem proporcionar um ambiente protetor para a saúde dos descendentes, com redução na suscetibilidade para o aparecimento de diversas doenças ao longo da vida.

CURCUMINA

A curcumina, também conhecida como cúrcuma (*Curcuma longa*), é um pigmento amarelo-alaranjado extraído do açafrão-da-terra, utilizado como condimento alimentar em razão do seu grande poder de coloração. No escopo da programação fetal, poucos trabalhos elucidam o papel desse pigmento. Entretanto, em um estudo utilizando camundongos como modelo biológico, alimentados com dieta deficiente em proteína, foi constatado que a suplementação diária de curcumina durante a gestação pode melhorar a função placentária, o crescimento fetal e o balanço redox (enzimas catalase, peroxidase, superóxido dismutase).[29]

Outro estudo, projetado para explorar o desempenho da curcumina durante a gestação, também avaliou o papel da curcumina como potencial antioxidante e protetor neurodegenerativo. Nesse trabalho, os autores descrevem um papel protetor da curcumina no estresse oxidativo materno e fetal, bem como contra os danos cerebrais induzidos por chumbo (Pb). Os resultados evidenciaram que a curcumina possui um efeito benéfico contra a neurotoxicidade induzida por Pb, por meio da melhora no estresse oxidativo e reversão das alterações neuropatológicas (comparados ao grupo suplementado com Pb, exclusivamente).[30]

Portanto, apesar dos poucos trabalhos já realizados até o momento, a curcumina parece desempenhar um intenso papel antioxidante, justificando seu uso durante a gestação. Entretanto, mais estudos são necessários para avaliar o real desempenho metabólico dessa molécula, pois efeitos colaterais ainda não foram reportados, bem como para caracterizar respostas dose-dependentes mais amplas.

Take home messages

- Os compostos bioativos naturais não são considerados nutrientes essenciais e suas quantidades nos alimentos dependem da associação de múltiplos fatores externos, o que dificulta a criação de guias alimentares com recomendações seguras de consumo nas diferentes fases da vida.
- O consumo materno de compostos bioativos naturais durante a gestação e/ou lactação é capaz de levar à programação fetal e modular distintos mecanismos metabólicos e epigenéticos da prole jovem, adulta ou até mesmo das futuras gerações.
- A exposição materna à grande parte dos compostos bioativos naturais é associada a respostas benéficas para a saúde da mãe e do filho. No entanto, alguns compostos, quando ingeridos em excesso, são considerados prejudiciais e devem ser evitados ou consumidos controladamente.

- Visando evitar complicações gestacionais e danos pós-natais ao estado de saúde dos descendentes, é altamente recomendável o acompanhamento nutricional durante a gestação e lactação.

- Ao considerar que cada indivíduo responde diferentemente aos compostos bioativos naturais, a recomendação de maneira individual torna-se essencial para a programação fetal e prevenção de doenças crônicas nos descendentes ao longo da vida.

Referências bibliográficas

1. Zielińska MA, Wesołowska A, Pawlus B, Hamułka J. Health effects of carotenoids during pregnancy and lactation. Nutrients. 2017;9(8):E838.

2. Mounien L, Tourniaire F, Landrier JF. Anti-obesity effect of carotenoids: direct impact on adipose tissue and adipose tissue-driven indirect effects. Nutrients. 2019;11(7):E1562.

3. Dibley MJ, Jeacocke DA. Safety and toxicity of vitamin A supplements in pregnancy. Food and Nutrition Bulletin. 2001;22:248-66.

4. Arreguín A, Ribot J, Mušinović H, von Lintig J, Palou A, Bonet M. Dietary vitamin A impacts DNA methylation patterns of adipogenesis-related genes in suckling rats. Archives of biochemistry and biophysics. 2018;650:75-84.

5. Lorenzoni F, Giampietri M, Ferri G, Lunardi S, Madrigali V, Battini L et al. Lutein administration to pregnant women with gestational diabetes mellitus is associated to a decrease of oxidative stress in newborns. Gynecological Endocrinology. 2013;29:901-3.

6. European Food Safety Authority (EFSA). EFSA Panel on Dietetic Products, Nutrition and Allergies (NDA). Scientific Opinion on the safety of caffeine. EFSA Journal. 2015;13(5):4102.

7. Health Canada (Department of Health). Health Canada is advising Canadians about safe levels of caffeine consumption [Internet]. 2017. Disponível em: https://healthycanadians.gc.ca/recall-alert-rappel-avis/hc-sc/2017/63362a-eng.php. Acesso em: 3 mar. 2022.

8. Nawrot P, Jordan S, Eastwood J, Rotstein J, Hugenholtz A, Feeley M. Effects of caffeine on human health. Food Addit Contam. 2003;20(1):1-30.

9. Qian J, Chen Q, Ward SM, Duan E, Zhang Y. Impacts of caffeine during pregnancy. Trends Endocrinol Metab. 2020;31(3):218-27.

10. Faria A, Fernandes I, Norberto S, Mateus N, Calhau C. Interplay between anthocyanins and gut microbiota. J Agric Food Chem. 2014;62(29):6898-902.

11. Argentato PP, Morais CA, Santamarina AB, César HC, Estadella D, de Rosso VV et al. Jussara (Euterpe edulis Mart.) supplementation during pregnancy and

lactation modulates UCP-1 and inflammation biomarkers induced by trans-fatty acids in the brown adipose tissue of offspring. Clinical Nutrition Experimental. 2017;12:50-65.

12. Rahal OM, Pabona JM, Kelly T, Huang Y, Hennings LJ, Prior RL et al. Suppression of Wnt1-induced mammary tumor growth and lower serum insulin in offspring exposed to maternal blueberry diet suggest early dietary influence on developmental programming. Carcinogenesis. 2013;34(2):464-74.

13. Emiliano AF, Marins de Cavalho LCR, Cordeiro VSC, da Costa CA, de Oliveira PBR, Queiroz EF et al. Metabolic disorders and oxidative stress programming in offspring of rats fed a high-fat diet during lactation: effects of a vinifera grape skin (ACH09) extract. J Cardiovasc Pharmacol. 2011;58(3):319-28.

14. Chen N, Bezzina R, Hinch E, Lewandowski PA, Cameron-Smith D, Mathai ML et al. Green tea, black tea, and epigallocatechin modify body composition, improve glucose tolerance, and differentially alter metabolic gene expression in rats fed a high-fat diet. Nutr Res. 2009;29(11):784-93.

15. Wang CC, Chu KO, Chong WS, Li WY, Pang CP, Shum AS et al. Tea epigallocatechin-3-gallate increases 8-isoprostane level and induces caudal regression in developing rat embryos. Free Radic Biol Med. 2007;43(4):519-27.

16. Sun Y, Mukai Y, Tanaka M, Saito T, Sato S, Kurasaki M. Green tea extract increases mRNA expression of enzymes which influence epigenetic marks in newborn female offspring from undernourished pregnant mother. PLoS One. 2013;8(8):e74559.

17. Hachul ACL, Boldarine VT, Neto NIP, Moreno MF, Ribeiro EB, do Nascimento CMO et al. Maternal consumption of green tea extract during pregnancy and lactation alters offspring's metabolism in rats. PLoS One. 2018b;13(7):e0199969.

18. Hachul ACL, Boldarine VT, Neto NIP, Moreno MF, Carvalho PO, Sawaya ACHF et al. Effect of the consumption of green tea extract during pregnancy and lactation on metabolism of mothers and 28d-old offspring. Sci Rep. 2018a;8(1):1869.

19. Vanhees K, van Schooten FJ, van Waalwijk van Doorn-Khosrovani SB, van Helden S, Munnia A, Peluso M et al. Intrauterine exposure to flavonoids modifies antioxidant status at adulthood and decreases oxidative stress-induced DNA damage. Free Radic Biol Med. 2013;57:154-61.

20. Vanhees K, van Schooten FJ, Moonen EJ, Maas LM, van Waalwijk van Doorn-Khosrovani SB, Godschalk RW. Maternal intake of quercetin during gestation alters ex vivo benzo[a]pyrene metabolism and DNA adduct formation in adult offspring. Mutagenesis. 2012;27(4):445-51.

21. Liang C, Oest ME, Prater MR. Intrauterine exposure to high saturated fat diet elevates risk of adult-onset chronic diseases in C57BL/6 mice. Birth Defects Res B Dev Reprod Toxicol. 2009;86(5):377-84.

22. Wu Z, Zhao J, Xu H, Lyv Y, Feng X, Fang Y et al. Maternal quercetin administration during gestation and lactation decrease endoplasmic reticulum stress and related inflammation in the adult offspring of obese female rats. Eur J Nutr. 2014;53(8):1669-83.

23. Zhou L, Xiao X, Zhang Q, Zheng J, Deng M. Maternal genistein intake mitigates the deleterious effects of high-fat diet on glucose and lipid metabolism and modulates gut microbiota in adult life of male mice. Front Physiol. 2019;10:985.

24. Dolinoy DC, Weidman JR, Waterland RA, Jirtle RL. Maternal genistein alters coat color and protects Avy mouse offspring from obesity by modifying the fetal epigenome. Environ Health Perspect. 2006;114(4):567-72.

25. Ros P, Díaz F, Freire-Regatillo A, Argente-Arizón P, Barrios V, Argente J et al. Resveratrol intake during pregnancy and lactation modulates the early metabolic effects of maternal nutrition differently in male and female offspring. Endocrinology. 2018;159(2):810-25.

26. Zou T, Chen D, Yang Q, Wang B, Zhu MJ, Nathanielsz PW et al. Resveratrol supplementation of high-fat diet-fed pregnant mice promotes brown and beige adipocyte development and prevents obesity in male offspring. J Physiol. 2017;595(5):1547-62.

27. Vega CC, Reyes-Castro LA, Rodríguez-González GL, Bautista CJ, Vázquez-Martínez M, Larrea F et al. Resveratrol partially prevents oxidative stress and metabolic dysfunction in pregnant rats fed a low protein diet and their offspring. J Physiol. 2016;594(5):1483-99.

28. Izquierdo V, Palomera-Ávalos V, López-Ruiz S, Canudas AM, Pallàs M, Griñán-Ferré C. Maternal resveratrol supplementation prevents cognitive decline in senescent mice offspring. Int J Mol Sci. 2019;20(5):E1134.

29. Qi L, Jiang J, Zhang J, Zhang L, Wang T. Maternal curcumin supplementation ameliorates placental function and fetal growth in mice with intrauterine growth retardation. Biol Reprod. 2020:ioaa005.

30. Saleh HA, El-Aziz GSA, Mustafa HN, El-Fark M, Tashkandi JM, Alzahrani AH et al. Beneficial effects of curcumin inmaternal and fetal oxidativestress and brain damage induced by gestational lead administration. Biomed Pharmacol J. 2018;11(2):871-87.

8

Atividade física no início da vida e prevenção das doenças crônicas no adulto

CAROL GÓIS LEANDRO
GERFFESON MARTINS
DIOGO ANTONIO ALVES DE VASCONCELOS
LUCIANO PIROLA
RUBEM CARLOS GUEDES

Introdução

A prática de atividade física regular, em qualquer etapa da vida, está associada com um risco reduzido de morbidade e mortalidade, melhora de funções cardiorrespiratórias, metabólicas, neurobiológicas e psicológicas. Particularmente, no período da gestação, há uma melhora na função cardiovascular, ganho limitado de peso, diminuição do desconforto musculoesquelético, menor incidência de cãibras musculares e edema de membros inferiores, estabilidade no humor, redução do risco de obesidade, diabetes gestacional e hipertensão gestacional.

O volume placentário da 20ª semana de gestação é cerca de 180 mL, passando para 424 mL na 40ª semana em gestantes não exercitadas (ou inativas). Em mulheres que praticam exercícios de intensidade moderada durante a gestação, o volume plasmático na 20ª semana é de cerca de 255 mL e na 40ª semana passa para 522 mL. Em consequência, no feto de mães praticantes de atividade física regular, foi observada uma diminuição de massa gorda, melhor tolerância ao estresse e avançada maturação neurocomportamental.

Em modelos animais, ratas gestantes treinadas em esteira (5 dias/semana, com progressiva diminuição da duração 50-20 min/dia, a 40% do $VO_{2máx}$) apresentaram um menor ganho de peso corporal e um aumento no consumo de oxigênio de repouso (VO_2 de repouso).[1] Filhotes de ratas ativas antes e durante a gestação (30 min/dia, 5 dias/semana, durante 4 semanas) apresentaram melhora na memória de longo prazo na tarefa de reconhecimento de objetos.[2] Durante a lactação, foi observada melhora na ontogênese reflexa e na maturação física.[2] Resultados semelhantes foram observados em ratas gestantes e praticantes de atividade física voluntária.

O termo *atividade física* se refere a qualquer movimento do músculo esquelético que demande um gasto energético acima do metabolismo basal. Quando a atividade física é realizada de forma planejada, estruturada e repetitiva, é utilizado o termo *exercício físico*. O termo *treinamento físico* requer a montagem de um programa de exercícios que segue um protocolo com o controle detalhado da intensidade, frequência, duração e tipo do esforço (aeróbico, anaeróbico ou de resistência de força). O objetivo de um programa de treinamento pode ser melhorar o desempenho físico, a aptidão física ou ainda promover o alto rendimento em diversos esportes.

É interessante que o efeito da atividade física materna pode ser observado ao longo da trajetória de vida da prole. Nesse sentido, é importante adequar as respostas adaptativas à hipótese da origem desenvolvimentista da saúde e da doença (DOHaD). Por outro lado, os estudos que relacionam atividade física materna e efeitos em longo prazo na prole ainda são escassos. De fato, há evidências de que filhotes de mães ativas podem assumir um fenótipo ativo na vida adulta e, por consequência, reduzir os riscos de doenças cardiometabólicas, mas ainda não há estudos que consolidem essa hipótese em humanos. Em animais, poucos estudos têm considerado os efeitos em longo prazo da atividade física materna. Entretanto, supõe-se que a adoção de um estilo de vida ativo materno permite um ajuste benéfico ao meio ambiente, uma vez que o investimento materno (ou capital materno) parece ser preponderante às condições ambientais adversas.

Neste capítulo, iremos abordar os efeitos da atividade física durante a gestação, tanto na mãe quanto no filho, utilizando estudos com modelos experimentais para enquadramento do mecanismo subjacente. Em seguida, abordaremos o efeito da atividade física materna em curto e longo prazos em funções neurobiológicas e comportamentais no binômio mãe-filho. Relativamente aos pressupostos envolvidos nos mecanismos adaptativos, discutiremos sobre a plasticidade fenotípica em períodos críticos do desenvolvimento. Por fim, será abordado o papel da atividade física materna no DOHaD.

Atividade física durante a gestação e lactação

O período de gestação está associado a um aumento da capacidade cardiorrespiratória, musculoesquelética e liberação específica de alguns hormônios (estrogênio e relaxina). Há aumento no volume de sangue, frequência cardíaca, volume sistólico, débito cardíaco e uma diminuição da resistência vascular sistêmica. O consumo de oxigênio aumenta em até 10-20% em comparação com o estado não gestante. Há uma diminuição gradual na temperatura corporal materna com o aumento da idade gestacional (diminuição de 0,3°C, que ocorre no primeiro trimestre, com novas diminuições de 0,1°C por mês durante 37 semanas de gestação).

O aumento da concentração de estrógeno e relaxina pode causar mudanças na postura com risco de quedas. Mulheres grávidas geralmente desenvolvem lordose, o que explica a alta prevalência de dor lombar na gestação. Há um esvaziamento mais frequente da bexiga por causa da pressão fetal, e isso pode ocasionar aumento do risco de desenvolver incontinência urinária. Entretanto, o evento mais frequente que ocorre na gestação está relacionado ao ganho excessivo de peso e ao diabetes gestacional.[3]

Estudos recentes de revisão sistemática com abordagem clínica, epidemiológica ou em modelos experimentais têm demonstrado resultados positivos do exercício físico durante a gestação para o binômio mãe-feto.[4,5] De acordo com o *The American College of Obstetricians and Gynecologists*,[3] a prática diária de exercício físico aeróbico de intensidade moderada (entre 50 a 65% do $VO_{2máx}$) e/ou de resistência (força), durante 30 a 60 minutos está associada a benefícios para a saúde da mãe e do feto. O Quadro 1 apresenta resultados de estudos de intervenção com programas de exercício durante a gestação.

Embora o limite máximo de segurança para a intensidade e a duração seja individual, é aconselhável que haja um acompanhamento da frequência cardíaca (não ultrapassar 60-80% do máximo), da glicemia e da pressão arterial. Especialmente para gestantes obesas ou com diabetes gestacional, a prática de exercício físico deve ser monitorada. Em uma recente metanálise, foi verificado que mulheres com diabetes gestacional submetidas a um protocolo de treinamento de resistência (força muscular) apresentam uma melhora significativa da glicemia em jejum, dos níveis médios de glicose no sangue duas horas após as refeições, na taxa de liberação de insulina e na incidência de macrossomia.[7]

QUADRO 1. Atividade física e exercício durante a gestação

Autor (referência)	Desenho do estudo, participantes e objetivos	Intervenção e duração do programa de exercício	Principais resultados
O'Connor et al. (Psychosom Med. 2018;80(3):327-32)	Mulheres no segundo trimestre (N = 134) realizaram 12 semanas de treinamento de resistência de intensidade de baixa a moderada, duas vezes por semana	Treinamento de resistência: exercício abdominal sem carga externa e cinco exercícios (extensão de perna, *leg press*, puxada lateral do braço, rosca direta e extensão lombar) com uma carga externa que progrediu gradualmente, durante 17 minutos	Diminuição nos sintomas de fadiga e indisposição durante a gravidez
Gjestland et al. (Br J Sports Med. 2013;47(8):515-20)	Estudo de coorte de nascimento, 3.482 mulheres grávidas. Investigar a associação entre exercício no meio da gravidez e DL, dor na cintura pélvica e depressão na 32ª semana de gravidez	Diferentes tipos de exercícios autorrelatados, p. ex., caminhada rápida, esqui, deslocamento para o trabalho de bicicleta e esportes/exercícios. Nas semanas de gravidez 17-21. Intensidade, frequência e duração do exercício variadas	As mulheres que se exercitaram 3 vezes/semana relataram menos dor na cintura pélvica (OR 0,76, IC 95% 0,61-0,96), as que se exercitaram 1-2 vezes/semana relataram menos DL (OR 0,80, IC 95% 0,66-0,97) e depressão (OR 0,66, IC 95% 0,48-0,91)
Price et al. (Med Sci Sports Exerc. 2012;44(12):2263-9)	Estudo prospectivo randomizado controlado, 41 mulheres no grupo exercício. Avaliar os benefícios e possíveis riscos do exercício aeróbico durante a gravidez	Exercício aeróbico moderado em esteira, aparelhos elípticos, bicicletas ergométricas ou treinamento de peso equivalente, 45-60 min, 4 dias/semana. Início entre 12-14 semanas, até 36 semanas de gestação	Mulheres que praticaram exercícios melhoram a aptidão aeróbica ($p < 0,05$), força muscular ($p < 0,01$), menos partos cesáreos ($p < 0,01$) e recuperação pós-parto mais rápida ($p < 0,05$)

(*continua*)

QUADRO 1. Atividade física e exercício durante a gestação (*continuação*)

Autor (referência)	Desenho do estudo, participantes e objetivos	Intervenção e duração do programa de exercício	Principais resultados
Salvesen & Mørkved (BMJ. 2014;329 (7462):378-80)	Estudo randomizado controlado, 148 mulheres no grupo exercício. Examinar o efeito do treinamento dos músculos do assoalho pélvico sobre o trabalho de parto	Programa estruturado de exercícios para o assoalho pélvico, 8-12 contrações intensas do músculo do assoalho pélvico, 3 vezes/semana. Entre 20-36 semanas de gravidez	Mulheres treinadas tiveram menor taxa de parto prolongado de segundo estágio (OR 0,24, IC 95% 0,16-0,33), do que as mulheres que não treinaram (OR 0,38, IC 95% 0,28-0,47)
Pelaez et al. (Neurourol Urodyn. 2014;33(1):67-71)	Estudo randomizado controlado, 73 mulheres no grupo exercício. Investigar o efeito do exercício para músculos do assoalho pélvico na prevenção da incontinência urinária	Programa estruturado de exercícios para o assoalho pélvico, 55-60 min de duração, 3 vezes/semana. Entre 14-36 semanas de gravidez	Mulheres treinadas tiveram 34,5% menos incontinência urinária do que as mulheres não treinadas ($p < 0,001$)
de Oliveria Melo et al. (Obstet Gynecol. 2012;120(2) Pt 1:302-10)	Estudo randomizado controlado, 125 mulheres em dois grupos de exercício. Estimar o efeito do exercício na aptidão física, fluxo sanguíneo feto-placentário e crescimento fetal	Caminhada de intensidade moderada, 15 min ou mais, 3 vezes/semana. Início entre 13-20 semanas até as 28 semanas de gestação	Mulheres que se exercitaram apresentaram melhora no $VO_{2máx}$
Tomic´ et al., Zagreb (Croat Med J. 2013;54(4):362-8)	Estudo randomizado controlado, 166 mulheres no grupo de atividade física. Avaliar o efeito da atividade física sobre o crescimento fetal anormal	Aquecimento (5 min), exercício aeróbico (30 min), alongamento (10 min) e volta à calma (5 min). 3 vezes/semana. Início entre 6-8 semanas de gestação até o final	Mulheres treinadas apresentaram 6,5% menos frequência de macrossomia em recém-nascidos ($p = 0,048$) e 6,5% menos diabetes gestacional ($p = 0,008$)

DL: dor lombar; FCM: frequência cardíaca máxima; IC: incidência cumulativa; HR: *hazard ratio*; OR: *odds ratio*; $VO_{2máx}$: consumo máximo de oxigênio.
Fonte: adaptado de Kader, Naim-Shuchana, 2014.[6]

Os mecanismos subjacentes podem estar associados às alterações na comunicação materno-fetal via placenta. Gestantes exercitadas (20 min/dia, 3-5 dias/semana, com intensidade a 55-60% $VO_{2máx}$) tiveram maior eficiência em interagir com o feto em decorrência do maior volume funcional placentário. Estima-se que o volume placentário de sangue seja maior na 20ª e 40ª semanas de gestação em mulheres que praticam exercício físico (caminhadas diárias a 60% do $VO_{2máx}$) quando comparadas às não exercitadas (sedentárias). Outro mecanismo proposto é que o treinamento físico de intensidade leve/moderada aumenta o consumo de oxigênio de repouso. Sugere-se, então, que uma maior quantidade de oxigênio e nutrientes possa ser destinada ao feto, podendo modular positivamente seu crescimento e desenvolvimento. O Quadro 2 apresenta o conceito das variáveis fisiológicas ($VO_{2máx}$ e frequência cardíaca) utilizadas para classificar o exercício físico de acordo com a intensidade.

QUADRO 2. Variáveis fisiológicas para classificar o exercício físico de acordo com a intensidade

O exercício físico pode ser classificado de acordo com intensidade (leve, moderado e intenso), duração (curta, média e longa), frequência (número de sessões de exercício por semana) e tipo (aeróbico ou anaeróbico). A classificação da intensidade do exercício físico como leve, moderado ou intenso toma como base a realização de testes progressivos de esforço até atingir a exaustão (teste máximo) ou próximo à exaustão (teste submáximo). As variáveis fisiológicas mais comumente utilizadas são: concentração sanguínea de lactato, consumo de oxigênio (VO_2) e frequência cardíaca (FC).

O consumo máximo de oxigênio ($VO_{2máx}$) consiste no volume de oxigênio por minuto que um indivíduo pode consumir, transportar e utilizar durante um exercício progressivo até a exaustão. O $VO_{2máx}$ pode também ser entendido a partir da fórmula: $VO_{2máx}$ = débito cardíaco (DC) x (diferença arteriovenosa). Sendo o DC obtido pelo produto entre o volume sistólico e a frequência cardíaca (FC). Podemos considerar a FC como um parâmetro fisiológico importante na classificação da intensidade do exercício.

O $VO_{2máx}$ é o parâmetro fisiológico mais comumente utilizado em estudos para referenciar a intensidade do esforço. Assim, um exercício leve geralmente refere de 20-50% do $VO_{2máx}$, um exercício moderado de 50-70% do $VO_{2máx}$ e o exercício intenso acima de 80% do $VO_{2máx}$. O $VO_{2máx}$ pode ser expresso de forma absoluta em mililitros por minuto ($mL.min^{1}$), ou também de forma relativa ao peso corporal ($mL.kg^{-1}.min^{-1}$). Os fatores que podem afetar o $VO_{2máx}$ são: idade, gênero, quantidade de gordura corporal, genética, etnicidade, maturação biológica, gestação e nível de treinamento do sujeito.

Fonte: elaboração dos autores.

Efeitos em curto e longo prazos da atividade física em funções neurobiológicas e comportamentais no binômio mãe-filho

Tem sido demonstrado, tanto em humanos como em animais de laboratório, que o sistema nervoso de mamíferos tem capacidade de se adaptar diante de fatores externos (ou ambientais). No caso da atividade física, essa adaptação parece ser mais evidente quando ocorre nos períodos iniciais da vida. Processos cognitivos envolvidos na gênese da depressão psíquica e em distúrbios de ansiedade, aprendizado e memória parecem beneficiar-se da prática regular da atividade física na gestação. Igualmente, a atividade elétrica cerebral pode ser influenciada pelo exercício físico. É amplamente aceito que, quando realizado no período perinatal, o exercício físico pode modificar a programação normal (fisiológica) do desenvolvimento e funcionamento do sistema nervoso. Essa reprogramação seria o fundamento epigenético para explicar a adaptação do organismo, bem como o surgimento de doenças mais tarde, na vida adulta.

Em ratos, a atividade física voluntária materna na roda de corrida, atua como um importante estímulo ambiental capaz de modular a expressão comportamental da prole. Mais especificamente, a prática de corrida na roda pela mãe, da gestação até o 14° dia pós-natal, resulta em maior atividade locomotora dos filhotes aos 23, 45 e 60 dias de idade, no teste de campo aberto, refletindo a maior habilidade ambulatória geral e atividade exploratória.[8]

A atividade exploratória aos 30 dias de idade da prole de mães que correram na roda durante a gestação permanece mais tempo e os filhotes apresentam maior capacidade de aprendizado espacial no teste de labirinto aquático de Morris, com a aquisição de informações advindas de estímulos do ambiente físico e social. As alterações observadas na expressão comportamental da prole durante a infância parecem reduzir a propensão desses filhotes de manifestarem comportamentos exacerbados (por exemplo, rigidez da cauda e espasmo mioclônico) durante crises epilépticas e de desenvolverem distúrbios comportamentais.[9]

Durante a juventude de ratos, a prática de atividade física é capaz de atenuar transtornos comportamentais resultantes da presença de agentes estressores ao longo da gestação/lactação e idade adulta. Em testes de sociabilidade e anedonia, a expressão de comportamentos relacionados à depressão e ao espectro autista na prole adulto-jovem, que foi exposta a eventos adversos durante a gestação (infecção viral) e lactação (separação materna), é atenuada pela prática de atividade física na roda de corrida dos 28 aos 60 dias de idade. Além disso, ratos adultos, que tiveram acesso à roda de corrida entre os 28 e 60 dias de idade, respondem melhor a situações crônicas de estresse de isolamento social e contenção, com manutenção dos níveis de atividade física, redução de comportamentos semelhantes à depressão no teste de natação forçada e à ansiedade no teste de labirinto em cruz elevado.[10-12] Assim, tais respostas comportamentais na idade adulta refletem o efeito protetor da atividade física durante a infância e adolescência, frente a estímulos ambientais adversos, evitando aumento da inatividade física e transtornos comportamentais.

Os mecanismos moleculares subjacentes aos efeitos neurobiológicos do exercício físico começaram a ser investigados há alguns anos. Recentemente, foi demonstrado que tanto a deficiência proteica da dieta quanto a atividade física espontânea (em rodas de atividade), em ratas gestantes, influenciam a expressão gênica de vários fatores tróficos (BDNF, NTRK2, IGF-1, e IGF-1R) no cérebro da prole dessas gestantes.[13] Além disso, a atividade física espontânea atenuou os efeitos deletérios da deficiência proteica sobre a expressão desses mesmos genes (Figura 1).

Como foi destacado no início desta seção, evidências clínicas e experimentais demonstram que o exercício físico influencia positivamente a adaptação neurobiológica em mamíferos, provavelmente por meio de modificações da expressão gênica de fatores neurotróficos cerebrais. O estudo detalhado desse mecanismo pode ajudar na compreensão do impacto do exercício físico no delicado equilíbrio saúde-doença, equilíbrio este que,

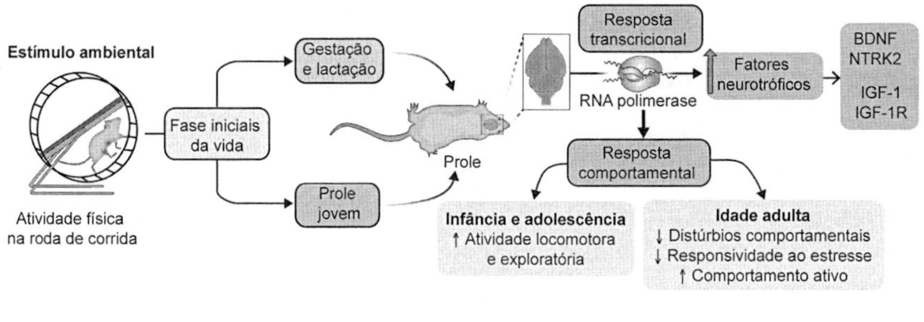

Figura 1. Mecanismos moleculares (neurais) subjacentes à associação da atividade física no início da vida e à expressão comportamental na vida adulta.

para o sistema nervoso, origina-se no período perinatal, mas precisa se estender até a idade adulta e o envelhecimento.

Plasticidade fenotípica: nutrição e atividade física em períodos críticos do desenvolvimento

A variação das condições ambientais, particularmente em termos de nutrição, impõe processos adaptativos ao organismo de forma a garantir a sua sobrevivência, o ciclo reprodutivo e a longevidade. Estímulos ambientais em períodos críticos do desenvolvimento (alta plasticidade, proliferação e diferenciação celular e crescimento acelerado de órgãos e sistemas) causam adaptações fisiológicas, morfológicas e moleculares que demandam uma reestruturação orgânica e metabólica. Em curto prazo, essas adaptações são benéficas, mas podem se tornar um problema quando há transição do ambiente apresentado durante a gestação/lactação e o ambiente na idade adulta.

A exposição às mudanças drásticas no aporte de nutrientes, por exemplo, pode ter consequências de ordem fisiológica e molecular e produzir o aparecimento precoce de doenças cardiometabólicas, diabetes tipo 2, hipertensão e dislipidemia na vida adulta. Esse processo pode ser determinado por mudanças epigenéticas e moleculares, por exemplo, através de metilação de DNA, expressão de microRNAs e acetilação de histonas que regulam a expressão de genes que definem os efeitos biológicos nos tecidos e órgãos.

O termo *plasticidade fenotípica* é utilizado para descrever a habilidade de um organismo em reagir aos desafios impostos pelo ambiente, alterando a sua forma, estado, movimento ou padrão de atividade.[14] A plasticidade tem características ativas e adaptativas e, por ser uma variação interindividual, está suscetível à influência do ambiente (variação do fenótipo) e dos genes (genoma individual). De fato, o desequilíbrio metabólico que responde a um período de subnutrição e posterior sobrepeso e obesidade irá repercutir no descontrole da expressão de genes associados ao controle do comportamento alimentar.

Da mesma forma, a plasticidade da prole no início da vida em resposta a algum distúrbio nutricional pode estabelecer um fenótipo suscetível a um ambiente obesogênico caracterizado por disponibilidade de alimentos hipercalóricos, consumo exacerbado de gordura e inatividade física. A interação entre gene e ambiente é chamada de epigenética e pode explicar como as variações ambientais influenciam a expressão dos genes. A herança epigenética altera a capacidade de um gene de ser manifestado ou silenciado em um descendente sem promover modificações na sequência do DNA.

Os estímulos ambientais podem conduzir o organismo a uma adaptação fisiológica, padrão de expressão gênica por alterações epigenéticas, incluindo a participação dos microRNAs, além do que seria possível pelo genótipo herdado. É importante ressaltar que esses efeitos não assumem um caráter determinista, e estratégias de intervenção como a prática de atividade física e uma dieta equilibrada podem atuar positivamente. Estudos recentes têm verificado a influência da desnutrição e de um estilo de vida no âmbito da atividade física durante períodos de alta plasticidade mesmo diante de restrição dietética.[13-16] Em humanos, foi verificado em estudos realizados com crianças nascidas com baixo peso que a promoção de um estilo de vida ativo na infância e adolescência, como prática regular de atividade física ou treinamento físico, pode atenuar ou mesmo reverter os efeitos desses dois extremos da má nutrição, subnutrição e obesidade.

O balanço energético durante a gestação é um fator importante que afeta a relação entre nutrição materna e o peso ao nascer. Mulheres subnutridas de comunidades rurais de países em desenvolvimento têm cargas altas de atividade física (trabalho agrícola e atividades domésticas) e seus filhos apresentam baixo peso ao nascer.[17] Extrema carga de trabalho também tem sido associada ao aumento da taxa de aborto e bebês prematuros.[17] Por outro lado, a atividade física de baixa intensidade e realizada sistematicamente está associada ao aumento do peso ao nascer mesmo em mulheres que passaram por privação dietética.

De forma a subsidiar hipóteses que referem aos possíveis mecanismos associados ao papel profilático da atividade física em modelos animais de desnutrição perinatal, estudos têm sido realizados no âmbito da epigenética, particularmente o papel dos microRNAs na regulação da expressão gênica. Os microRNAs (miRNAs ou miRs) são pequenos RNAs não traduzidos (em torno de 21-22 nucleotídeos) que regulam negativamente ou reprimem a expressão de genes-alvo. Está bem estabelecido que os miRNAs exercem seus efeitos por interagir com um conjunto de alvos de mRNAs e há inibição da síntese de proteína e/ou redução dos níveis desses alvos nos mRNAs. A interação entre o miRNA e o mRNA normalmente requer uma extensão do interrupto emparelhamento de bases entre a região 5' final do miRNA e a região 3' não traduzida do alvo do mRNA.

A expressão de microRNAs pode ser determinada por estresse nutricional em fases de desenvolvimento. Um estudo recente revelou que filhotes de ratas, que consumiram dieta com baixa quantidade de proteína durante a gestação e lactação, tiveram a expressão de genes, relacionados ao balanço energético no tecido hepático, regulada por mecanismo epigenético e molecular através de microRNAs. Foi demonstrado também que a atividade física modula a expressão de microRNAs, logo, essas alterações fenotípicas podem estar correlacionadas com a regulação dos microRNAs sobre a expressão gênica de proteínas. É razoável considerar, portanto, que esses mecanismos epigenéticos possam subsidiar a ação mitigante ou mesmo supressora do treinamento físico em crianças que apresentam sobrepeso e obesidade. O Quadro 3 apresenta uma lista de microRNAs modulados pelo exercício físico, seus genes reguladores, os tecidos-alvo e os efeitos metabólicos.

QUADRO 3. MicroRNAs modulados pelo exercício físico, seus genes reguladores, os tecidos-alvo e os efeitos metabólicos

microRNAs modulados pelo exercício físico	Genes regulados	Tecido-alvo	Efeitos metabólicos do exercício físico
1, 15b, 26b, 28, 29b, 31, 92, 98, 101, 125a, 133a, 133b, 144, 184, 189, 206, 338, 451, 494, 432, 575, 616, 637, 696, 761	PGC-1α, mtTFA,FOXJ-3-MEF-2C	Músculo esquelético	Melhora da capacidade aeróbica
1, 26a, 451, 29a, 378	IGF-1, Miostatina	Músculo esquelético	Hipertrofia muscular
21, 27a, 27b, 29a, 144, 145, 1, 133a, 133b, 143, 214, 19b, 30, 126, 133b, 208, 222, 224, 425, 429, 598, 22, 100, 99b, 181a, 191a	PI3-K, MAPK, SERCA-2, PTEN, TSC-2, colágeno, HIPK, HMBOX-1	Músculo cardíaco	Hipertrofia muscular e função cardíaca, sobrevivência celular e cardioproteção
Corrente sanguínea			
1, 21, 22, 20a, 133a, 146a, 206, 208b, 210, 221, 222, 499	Biomarcadores de inflamação	Diversos	Efeitos anti-inflamatórios

Fonte: baseado em Masi et al., 2016.[18]

Um estudo prévio verificou que há um mecanismo específico para explicar a plasticidade do músculo esquelético durante o desenvolvimento à restrição proteica materna.[19] Nesse estudo, a regulação das enzimas-chave da via glicolítica, em particular hexoquinase (HK2) e piruvato desidrogenase quinase 4 (PDK4), sofreu uma redução concomitante de mRNA da beta hidroxiacil-coenzima-A desidrogenase (β-HAD). No entanto, a regulação negativa de enzimas-chave da via glicolítica não prejudicou a flexibilidade metabólica do músculo.

A identificação da regulação epigenética da expressão de genes como potencial mecanismo da indução de diferentes fenótipos pela nutrição infantil é de importância para o estudo de mecanismos de intervenção, que podem incluir a nutrigenômica e, também, a atividade física.

Origem perinatal de doenças cardiometabólicas na vida adulta e o papel da atividade física materna

A doença cardiometabólica, cujo risco pode ser programado no início da vida, é um dos principais determinantes de morbimortalidade, atingindo milhões de pessoas em todo o mundo. É um processo patológico que se desenvolve ao longo do tempo, levando ao acúmulo nos vasos sanguíneos de lesões ateroscleróticas que limitam o fluxo e a dinâmica do sangue e geralmente estão associadas a um estado inflamatório. A ruptura aguda da placa em lesões ateroscleróticas causa trombose vascular que pode ser fatal. Por esse motivo, a detecção precoce do desenvolvimento de doenças cardiovasculares pode permitir um melhor manejo e intervenção, reduzindo assim a morbimortalidade da doença.

Com etiologia diversa, as doenças cardiometabólicas podem estar relacionadas a fatores genéticos, hormonais, bem como ao estilo de vida (atividade física), hábitos alimentares, poluentes e estresse. Há duas décadas, tem sido evidenciado que as doenças cardiometabólicas na vida adulta podem também ter etiologia no ambiente materno em resposta a estímulos ambientais durante o período crítico do desenvolvimento (gestação, lactação e primeira infância).

A hipótese do DOHaD surgiu inicialmente de estudos de coorte em humanos mostrando que pessoas com baixo peso ao nascer tinham um risco maior de doença cardiovascular, hipertensão, diabetes tipo 2 e síndrome metabólica quando adultas.[20] Experimentos com animais têm verificado que a manipulação da dieta das mães, uso de fármacos, ou exposição ao estresse (glicocorticoides) durante a gestação estão associados a padrões adaptativos em curto e longo prazos. Há também estudos clínicos com ampla abordagem epidemiológica que vem demonstrando que a saúde do adulto é fortemente influenciada pela experiência no início da vida. Notadamente, é nos estudos realizados em países com baixa e média rendas e que tenham passado pela transição nutricional ou epidemiológica que a hipótese do DOHaD fica mais evidente.

O efeito da atividade física materna pode ser entendido a partir dos pressupostos da plasticidade fenotípica, especificamente se enquadrando à hipótese do DOHaD, ao menos no que se refere à resposta adaptativa imediata. Intervenções que têm sido chamadas de reprogramação, como atividade física, podem atenuar ou mesmo prevenir doenças metabólicas programadas por um ambiente hostil materno, nomeadamente a desnutrição.

É interessante observar que os efeitos da atividade física materna são bem estabelecidos e uma metanálise incluiu 13 estudos prospectivos e mostrou uma associação inversa de dose-resposta entre níveis de atividade física e risco de hipertensão durante a gestação.[21] O exercício materno reduz a pressão arterial, a resistência vascular sistêmica, a atividade simpática, a atividade da renina plasmática, o índice de resistência à insulina, o ganho excessivo de peso corporal e a circunferência abdominal, bem como os lipídios do sangue. Mulheres gestantes saudáveis sem contraindicações médicas devem ser encorajadas a participar de atividades físicas regulares pelo menos 150 minutos por semana (20-30 minutos por dia, na maioria, ou todos os dias da semana) em intensidade moderada. Contudo, os estudos que consideram os efeitos na prole em curto e longo prazos ainda são escassos.

Em termos de resposta adaptativa imediata, os estudos têm mostrado que a atividade física materna atenua os efeitos da desnutrição proteica na presença de biomarcadores de doenças cardiometabólicas. Em filhotes de ratos submetidos à restrição proteica do 1º ao 14º dia de idade, houve um aumento do volume corrente e volume expiratório aos 21 dias que são indicadores de hipertensão induzida por desnutrição perinatal. Esses efeitos foram atenuados em filhotes de mães desnutridas, mas que realizaram atividade física durante a gestação.[15] De fato, ratos desnutridos submetidos à desnutrição perinatal exibem uma resposta simpática e bradicárdica aumentada à ativação de quimiorreceptores periféricos O_2/CO_2 e corpos carotídeos. Contudo, esses efeitos são revertidos quando a mãe pratica atividade física. O mecanismo subjacente pode estar relacionado ao aumento do fator de crescimento da insulina na placenta (IGF-1) e seu receptor (IGF-1R) e ao exercício induzido pela remodelação vascular na placenta. Essas observações reforçam a visão de que o exercício físico materno atua positivamente na função respiratória de filhotes desnutridos, o que representa um importante indício precoce de proteção ao desenvolvimento da hipertensão.

A análise espectral da pressão arterial e da variabilidade da frequência cardíaca são utilizadas para descrever as flutuações rítmicas e não rítmicas da pressão arterial, fornecendo índices de modulação autonômica cardiovascular. Em modelos experimentais, filhotes (30 dias de idade) de mães ativas (60-90 min/dia de corrida em cicloergômetro, antes e durante a gestação), independentemente da dieta, mostraram melhorias na análise espectral que podem refletir a natureza dependente da frequência do barorreflexo. A normalização da influência simpática no sistema cardiovascular e na pressão arterial fortalece a hipótese de que a atividade física *per se* aumenta a autonomia cardiovascular.

Os estudos que relacionam atividade física materna e efeitos em longo prazo na prole ainda são poucos e seus mecanismos pobremente conhecidos. Um estudo avaliou o efeito do treinamento físico moderado antes e durante a gestação (40-50% do $VO_{2máx}$, 5 dias/semana) em filhotes de ratos aos 150 dias de vida.[22] Foi observada uma melhora no ganho de peso corporal, redução da massa gorda e na glicemia de jejum apenas nos filhotes de mães desnutridas e treinadas. É de destaque que esses efeitos não foram significativos em filhotes de mães apenas treinadas. Tal resultado nos leva a uma discussão mais ampla que envolve o conceito de plasticidade fenotípica.

Presume-se que a plasticidade permite um ajuste benéfico ao meio ambiente. Nesse contexto, a plasticidade do desenvolvimento é geralmente abordada dentro de uma análise adaptativa plástica (quando há deformação severa) ou elástica (quando há ajustes iniciais, mas retorno à forma original). Outro ponto importante é que esses ajustes podem não estar diretamente relacionados ao meio ambiente, mas sim ao nicho gerado pelo fenótipo dos pais (mães com fenótipo ativo). Nesse sentido, tem-se a hipótese de que somente quando o investimento materno é retirado o organismo em desenvolvimento fica exposto diretamente às condições ambientais adversas.

Parece que a trajetória de desenvolvimento primeiro se ajusta ao investimento materno (ou paterno, ou ambos) e depois ao ambiente externo. É como se a prole tivesse que experimentar um *trade-off*, beneficiando-se do investimento materno durante os estágios mais vulneráveis de desenvolvimento, ao custo da exposição a estratégias de investimento que maximizam a aptidão materna. Assim, a atividade física materna, atuando como estímulo ambiental, parece oferecer novas oportunidades para o desfecho de saúde da mãe e da prole.

Considerações finais

A atividade física materna, a depender da intensidade, frequência e duração do esforço, está associada a benefícios para a mãe, reduzindo o risco de ganho excessivo de peso, diabetes gestacional e hipertensão. Para o feto, há um ajuste no padrão de crescimento com efeitos positivos no acúmulo de massa gorda, peso ao nascer e desenvolvimento neurocomportamental. Os efeitos da atividade física materna no filhote em curto prazo referem a um mecanismo adaptativo fisiológico, celular e molecular que pode proteger de alterações ambientais adversas, por exemplo, a restrição proteica. Por outro lado, ainda não se tem consistência sobre os resultados em longo prazo, mas acredita-se que o fenótipo ativo materno pode ser passado para a prole, e, de forma indireta, protegê-la do aparecimento precoce de doenças cardiometabólicas relacionadas às fases iniciais da vida.

Take home messages

- Atividade física se refere a qualquer movimento do músculo esquelético que demande um gasto energético acima do metabolismo basal.
- A atividade física, particularmente no período da gestação, leva à melhora do estado fisiológico, metabólico e emocional.
- A atividade física materna leva a ajuste no padrão de crescimento com efeitos positivos no acúmulo de massa gorda, peso ao nascer e desenvolvimento neurocomportamental.
- Efeitos do exercício físico materno em longo prazo na descendência precisam ser mais bem caracterizados e poderiam potencialmente levar à proteção cardiometabólica na idade adulta.

Referências bibliográficas

1. Amorim MF, dos Santos JA, Hirabara SM, Nascimento E, de Souza SL, de Castro RM et al. Can physical exercise during gestation attenuate the effects of a maternal perinatal low-protein diet on oxygen consumption in rats? Exp Physiol. 2009;94(8):906-13.

2. Falcao-Tebas F, Bento-Santos A, Fidalgo MA, de Almeida MB, dos Santos JA, de Souza SL et al. Maternal low-protein diet-induced delayed reflex ontogeny is attenuated by moderate physical training during gestation in rats. Br J Nutr. 2012;107(3):372-7.

3. ACOG. Physical activity and exercise during pregnancy and the postpartum period. The American College of Obstetricians and Gynecologists. 2020;135(4):e178-e188.

4. Ming WK, Ding W, Zhang CJP, Zhong L, Long Y, Li Z et al. The effect of exercise during pregnancy on gestational diabetes mellitus in normal-weight women: a systematic review and meta-analysis. BMC Pregnancy Childbirth. 2018;18(1):440.

5. Pastorino S, Bishop T, Crozier SR, Granström C, Kordas K, Küpers LK et al. Associations between maternal physical activity in early and late pregnancy and offspring birth size: remote federated individual level meta-analysis from eight cohort studies. Bjog. 2019;126(4):459-70.

6. Kader M, Naim-Shuchana S. Physical activity and exercise during pregnancy. European Journal of Physiotherapy. 2014;16:2-9.

7. Yaping X, Huifen Z, Chunhong L, Fengfeng H, Huibin H, Meijing Z. A meta-analysis of the effects of resistance training on blood sugar and pregnancy outcomes. Midwifery. 2020;91:102839.

8. Fragoso J, Lira AL, Chagas GS, Cavalcanti CCL, Beserra R, de Santana-Muniz G et al. Maternal voluntary physical activity attenuates delayed neurodevelopment in malnourished rats. Exp Physiol. 2017;102(11):1486-99.

9. Lima CB, Soares GSF, Vitor SM, Andrade-da-Costa BL, Castellano B, Guedes RC. Spreading depression features and Iba1 immunoreactivity in the cerebral cortex of developing rats submitted to treadmill exercise after treatment with monosodium glutamate. Int J Dev Neurosci. 2014;33:98-105.

10. Hueston CM, Cryan JF, Nolan YM. Adolescent social isolation stress unmasks the combined effects of adolescent exercise and adult inflammation on hippocampal neurogenesis and behavior. Neuroscience. 2017;365:226-36.

11. Ghalandari-Shamami M, Nourizade S, Yousefi B, Vafaei AA, Pakdel R, Rashidy-Pour A. Beneficial effects of physical activity and crocin against adolescent stress induced anxiety or depressive-like symptoms and dendritic morphology remodeling in prefrontal cortex in adult male rats. Neurochem Res. 2019;44(4):917-29.

12. Martins GW, Chagas GS, Patrício FC, Lira AO, Fragoso J, Santos AB et al. Can the frequency of defensive posture adoption influence the expression of active behavior of adult rats? Behavioural Processes. 2020;177:104151.

13. Fragoso J, Santos GCJ, da Silva HT, Loizon E, Souza VON, Vidal H et al. Effects of maternal low-protein diet and spontaneous physical activity on the transcription of neurotrophic factors in the placenta and the brains of mothers and offspring rats. J Dev Orig Health Dis. 2021;12(3)505-12.

14. West-Eberhard MJ. Developmental plasticity and the origin of species differences. Proc Natl Acad Sci U S A. 2005;102 Suppl 1(Suppl 1):6543-9.

15. Nogueira VO, Andrade LDS, Rocha-Júnior RL, Melo PED, Helvécio E, Fontes DAF et al. Maternal physical activity prevents the overexpression of hypoxia-inducible factor 1-α and cardiorespiratory dysfunction in protein malnourished rats. Sci Rep. 2019;9(1):14406.

16. Lira AO, Alves JLB, Fernandes MP, Vasconcelos D, Santana DF, da Costa-Silva JH et al. Maternal low protein diet induces persistent expression changes in metabolic genes in male rats. World J Diabetes. 2020;11(5):182-92.

17. Rao S, Kanade A, Margetts BM, Yajnik CS, Lubree H, Rege S et al. Maternal activity in relation to birth size in rural India. The Pune Maternal Nutrition Study. Eur J Clin Nutr. 2003;57(4):531-42.

18. Masi LN, Serdan TDA, Levada-Pires AC, Hatanaka E, Silveira LR, Cury-Boaventura MF et al. Regulation of gene expression by exercise-related micrornas. Cell Physiol Biochem. 2016;39(6):2381-97.

19. Alves JLB, Toscano AE, da Costa-Silva JH, Vidal H, Leandro CG, Pirola L. Transcriptional response of skeletal muscle to a low protein perinatal diet in rat offspring at different ages: The role of key enzymes of glucose-fatty acid oxidation. J Nutr Biochem. 2017;41:117-23.

20. Gluckman PD, Hanson MA. The developmental origins of the metabolic syndrome. Trends Endocrinol Metab. 2004;15(4):183-7.

21. Huai P, Xun H, Reilly KH, Wang Y, Ma W, Xi B. Physical activity and risk of hypertension: a meta-analysis of prospective cohort studies. Hypertension. 2013;62(6):1021-6.

22. Fidalgo M, Falcao-Tebas F, Bento-Santos A, de Oliveira E, Nogueira-Neto JF, de Moura EG et al. Programmed changes in the adult rat offspring caused by maternal protein restriction during gestation and lactation are attenuated by maternal moderate-low physical training. Br J Nutr. 2013;109(3):449-56.

9

Nutrição no início da vida, microbiota intestinal e saúde no curto e longo prazos

RICARDO KATSUYA TOMA
GABRIEL NUNCIO BENEVIDES

Introdução

A microbiota intestinal no início da vida tem sido cada vez mais reconhecida como contribuinte importante para a saúde e doenças humanas no curto e/ou longo prazos. Numerosos estudos demonstraram que a colonização microbiana do intestino humano começa no nascimento, mas continua a desenvolver uma sucessão de abundâncias taxonômicas por dois a três anos, até que a microbiota intestinal alcance diversidade e proporções semelhantes às dos adultos.

O estabelecimento da assinatura do microbioma intestinal é um processo influenciado por fatores intrínsecos e fatores externos ao hospedeiro. Os fatores externos são a composição do microbioma materno, a forma de nascimento (cesárea ou parto normal), características ambientais, de alimentação e uso de medicamentos. Os fatores intrínsecos ao hospedeiro estão relacionados à idade gestacional (IG), peso ao nascer, tipos de alimentação e à fisiologia, como a anatomia do trato digestório, peristaltismo, ácidos biliares, pH intestinal e resposta imunológica.[1]

Dessa forma, a competição entre microrganismos por receptores da mucosa e as interações entre microrganismo e hospedeiro modulam sua composição, influenciam a diversidade, abundância e função da microbiota intestinal no início da vida, o que torna o microbioma intestinal único e interpessoal.

Os microrganismos intestinais são essenciais para auxiliar na digestão de substâncias alimentares para liberar nutrientes, exercem controle sobre patógenos, estimulam ou modulam o sistema imunológico e influenciam muitos sistemas, como o fígado, o cérebro e o sistema endócrino. Os metabólitos microbianos desempenham papéis múltiplos nessas interações entre os sistemas.

Alterações nos ambientes interno e externo do hospedeiro podem definir o cenário para potenciais perturbações ao longo da vida no microbioma intestinal e nos mecanismos associados à inflamação, resistência à insulina, senescência imunológica e alterações epigenéticas. Há evidências de que o microbioma possa evoluir ao longo da vida e há mudanças dramáticas com o envelhecimento.[2] Pouco se sabe sobre os mecanismos relacionados ao envelhecimento da microbiota intestinal.

A evolução, expansão, adaptação do sistema imunológico ocorrem na primeira infância, em parte por meio de interações com a microbiota intestinal, portanto, alterações na microbiota intestinal inicial podem influenciar a saúde posterior por meio da retenção de assinatura microbiana inicial, epigenética e efeitos imunológicos.[3]

Postula-se que os ambientes fetal e da primeira infância sejam períodos críticos para a origem do desenvolvimento da saúde e doenças, que podem afetar o crescimento e o metabolismo, o que pode determinar o risco de doenças. Esses períodos críticos do início da vida parecem influenciar o desenvolvimento e maturação do microbioma, num processo de influência de duas vias, entre os microrganismos e o hospedeiro.[4] Existe uma interferência entre a microbiota intestinal e o desenvolvimento imunológico, metabolismo, neurogênese, integridade gastrintestinal e muitos outros sistemas ao longo da vida, começando na vida fetal, o que parece favorecer a ocorrência de variações epigenéticas na programação metabólica infantil por meio de exposições ambientais durante janelas críticas do início da vida.[4,5]

A microbiota intestinal inicial pode ser um dos modificadores da origem desenvolvimentista da saúde e da doença. A colonização do feto é mínima ou ausente, mas a rápida montagem da microbiota intestinal do bebê é adquirida por meio do contato com microrganismos da mãe e do ambiente durante e após o nascimento.[6] As janelas sensíveis no desenvolvimento infantil são paralelas aos períodos sensíveis do desenvolvimento do microbioma durante o início da vida, e a microbiota intestinal e seus metabólitos associados podem mediar muitos dos efeitos sobre a saúde e as doenças posteriores.

Nesse contexto, tem sido sugerido que a microbiota no início da vida desencadeia efeitos duradouros, e a ausência de tal estímulo microbiano pode induzir respostas inflamatórias tardias relacionadas a doenças autoimunes e alérgicas. Recentemente, foi sugerida a existência de um período crítico em que a perturbação do equilíbrio microbiano intestinal poderia ter consequências duradouras nas patologias imunológicas e que o estabelecimento ordenado de um diálogo adequado entre os comensais e as superfícies mucosas teria importância fundamental no desenvolvimento de nossas defesas imunológicas.[7] Esse *cross-talk* é facilitado por interações hospedeiro-microbioma durante os primeiros dias de vida ou mesmo por meio de colonização microbiana durante a gravidez; fato que sugere que o risco de doença possa ser programado durante o início da vida.

Conectar o desenvolvimento da microbiota no início da vida à saúde e doenças crônicas posteriores é uma importante área de investigação.

Microbioma intestinal no início da vida

O número de organismos microbianos excede as células humanas 10 vezes[8] e acredita-se que afete a saúde do hospedeiro ao longo da vida. A colonização microbiana do corpo humano começa no nascimento, uma vez que o útero é geralmente considerado estéril. No entanto, alguns estudos desafiaram essa noção, identificando bactérias da placenta, mecônio e no líquido amniótico; embora ainda controverso, acredita-se que membros do microbioma materno podem ser translocados para o feto via corrente sanguínea, inviabilizando a teoria do nascimento estéril.[8,9]

Após a ruptura das membranas amnióticas, assim o bebê passa pelo primeiro estágio da colonização microbiana enquanto passa pelo canal de parto. Acredita-se que as primeiras bactérias têm importante papel na regulação da modulação subsequente. Essas bactérias iniciais podem modular a expressão gênica das células epiteliais do hospedeiro, criando um ambiente favorável para elas mesmas e prevenindo o crescimento de outras introduzidas posteriormente.

Assim, a colonização inicial do intestino apresenta papel crítico no equilíbrio e assinatura microbiológica, com consequências para toda a vida. Após o parto, ocorrem rápidas transformações na composição do microbioma e até cerca de três anos este se assemelha à diversidade e complexidade do estágio adulto.[8-10]

Exposição microbiana pré-natal - gravidez

A presença de DNA bacteriano na placenta e no líquido amniótico sugerida por alguns autores abriu a porta para estudos sistemáticos sobre a importância do período gestacional para o processo de colonização, sugerindo que este poderia ser iniciado ainda no útero. Um crescente corpo de dados sugere a presença de bactérias no mecônio, as primeiras fezes neonatais que representam a vida no útero, conforme determinado por metodologias dependentes e independentes de cultura,[11-12] o que sugere colonização microbiana antes do nascimento.

Um estudo recente relatou que bebês nascidos por cesariana eletiva mostraram um perfil da microbiota meconial semelhante àqueles nascidos por parto vaginal e cesárea não eletiva.[13] A microbiota meconial é composta por espécies dos filos proteobacteria e firmicutes, como as famílias *Enterobacteriaceae* e *Enterococcaceae*, que normalmente estão presentes na microbiota durante a idade adulta em um grau maior do que durante infância, refletindo a origem materna dessas bactérias. Além disso, outros gêneros também foram encontrados, incluindo *Bifidobacterium*, *Bacteroides* e *Prevotella*.[14] De fato, foi observado que a microbiota meconial compartilha mais semelhanças com o líquido amniótico do que com a microbiota vaginal ou oral materna,[12] o que pode refletir a origem das bactérias meconiais.

Um crescente corpo de evidências destacou o impacto de diferentes fatores maternos na microbiota meconial, incluindo diabetes,[15] doença atópica,[16] dieta materna,[17] índice de massa corporal (IMC)[18] e uso de antibiótico perinatal.[19] Resumidamente, o mecônio de bebês nascidos de mães com diabetes *mellitus* tipo 2 (DM2) pré-gestacional abrigava um enriquecimento de bactérias normalmente observado em pacientes diabéticos adultos.[15] Uma dieta materna rica em gordura influencia a microbiota meconial no que diz respeito a uma depleção notável do gênero Bacteroides.[20] Nogacka et al. mostraram que o uso de antibióticos intraparto pode alterar a microbiota intestinal durante a primeira semana de vida, incluindo uma menor presença de actinobacteria e um aumento incremental nas proporções de proteobactéria e firmicutes.[21]

No entanto, ainda não está claro por quanto tempo as mudanças de mecônio seriam mantidas durante os primeiros anos de vida. Além disso, os efeitos potenciais sobre o sistema imunológico, metabolismo e resultados de saúde são atualmente desconhecidos. Ademais, os mecanismos moleculares pelos quais a placenta, o líquido amniótico e a microbiota meconial afetam o desenvolvimento do sistema imunológico ainda não são totalmente compreendidos, apesar do crescente corpo de evidências sobre a atividade imunomodulatória da microbiota intestinal em doenças e saúde durante a infância e vida adulta.[22]

Um estudo recente mostrou que os metabólitos microbianos no ambiente fetal podem ter um grande impacto no desenvolvimento neonatal e na maturação do sistema imunológico.[23] Foi estabelecido que produtos e metabólitos microbianos podem atingir a circulação sistêmica e, portanto, chegar em locais diferentes. Portanto, os metabólitos derivados da microbiota materna podem atravessar a placenta e estar presentes tanto no líquido amniótico quanto no leite materno.[23] Essas observações destacam o potencial impacto dos micróbios e seus metabólitos durante a gestação e, ainda, sugerem a necessidade de aumentar nosso conhecimento para promover a saúde infantil.

Tipo de parto

O modo de parto é a influência mais importante na microbiota intestinal neonatal inicial. O impacto do tipo de parto dura meses, fato este que pode afetar o metabolismo normal, o estado de saúde e a suscetibilidade a várias doenças.[24] Após o parto vaginal, o recém-nascido encontra pela primeira vez a microbiota vaginal e do trato gastrintestinal da mãe, que está relacionado à primeira microbiota intestinal. O parto cesáreo não permite que o recém-nascido encontre a microbiota vaginal e entérica e, portanto, o bebê adquire microbiota da pele da mãe e do ambiente hospitalar.

Exposição microbiana pós-natal

LEITE MATERNO

Durante as primeiras semanas de vida, o microbioma do lactente modifica-se de acordo com o leite oferecido. O leite materno não é estéril e contém *estafilococos, estreptococos, enterococos* e diversas outras espécies de lactobacilos e bifidobactérias. Os que recebem leite materno são expostos ao microbioma do leite e a fatores como os oligossacarídeos do leite humano (HMOs), fatores antimicrobianos e IgA secretora (SigA). As crianças alimentadas ao seio materno apresentam maiores quantidades de lactobacilos e bifidobactérias nas fezes e apresentam resistência contra diarreia, colite necrotizante, alergia e doença celíaca.[25]

A sucessão microbiana em bebês prematuros parece ser resgatada pela amamentação, o que sugere um papel essencial para o leite materno na formação da microbiota infantil normal. Além disso, o crescimento também é significativamente maior em bebês amamentados com leite materno em comparação com bebês prematuros alimentados com fórmula após a alta hospitalar. Consequentemente, o impacto da amamentação na formação da microbiota infantil pode aumentar o crescimento e o desenvolvimento. O leite materno abriga uma microbiota diversa, que varia de acordo com o peso materno e modo de parto e entre as populações, mas é mais comumente caracterizado por proteobactéria (principalmente pseudomonas), *Staphylococcus* e *Streptococcus*, e distinta do microbioma da pele, oral e intestinal.[26]

Microbiota intestinal precoce e a imunidade

Existe aceitação crescente do conceito de que a colonização e sucessão microbiana na primeira infância são importantes para a maturação subsequente do sistema imunológico. Recentemente, as evidências se acumularam para apoiar a teoria de uma janela crítica tanto para a colonização intestinal quanto para o desenvolvimento imunológico.[27] Fatores ambientais após o nascimento, como hospitalização, uso de antibióticos ou dieta, modulam o desenvolvimento do microbioma e do sistema imunológico do bebê. A exposição a uma variedade de organismos microbianos durante o início da vida parece exercer um efeito protetor.[27]

As bactérias comensais podem estar envolvidas no desenvolvimento de estruturas linfoides no trato GI, como placas de Peyer e folículos linfoides isolados, na promoção de células epiteliais intestinais (IECs) e no desenvolvimento de angiogênese da mucosa GI. A microbiota intestinal inicial mantém um estado de inflamação controlada e estabelece a interação entre o tecido linfoide associado ao intestino (GALT) e a microbiota intestinal, o que influencia a educação do sistema imunológico adaptativo.[28] A interação entre IECs e tecido linfoide e a colonização da microbiota comensal são essenciais para o desenvolvimento de um intestino infantil normal e do sistema imunológico.[28]

A disbiose intestinal precoce está associada ao aumento da abundância de microbiota patogênica.[29] Mudanças na composição e diversidade das bactérias podem levar à ruptura da barreira epitelial e aumentar a suscetibilidade a infecções e distúrbios imunológicos.[30] Um grande estudo de coorte longitudinal humano (100 recém-nascidos) evidenciou que os primeiros 3 meses de vida foram significativos, pois a disbiose microbiana durante esse período foi associada ao desenvolvimento do sistema imunológico. Bebês com disbiose intestinal precoce tiveram aumento das células endoteliais circulantes e ativação das populações de células T aos 3 meses.[30] Bacilos ou gammaproteobactérias eram predominantes nesses bebês com disbiose intestinal, o que poderia afetar o desenvolvimento do sistema imunológico.

Estudos em animais e humanos mostraram que a disbiose intestinal e a disfunção metabólica infantil contribuem para o risco de atopia e asma na infância. A disfunção das células T CD4 + pode estar associada à disbiose microbiana intestinal e ser etiológica na atopia.[30] Além disso, a interrupção do microbioma no início da vida em razão do parto cesáreo, uso de antibióticos ou outros fatores possíveis estão associados ao aumento do risco de obesidade mais tarde na infância.[31]

Doenças alérgicas

A baixa diversidade microbiana intestinal está associada ao desenvolvimento imunológico do lactente e a doenças imunomediadas como asma ou dermatite atópica. A colonização do intestino do lactente com *Escherichia coli* pode estar associada ao aumento do risco de dermatite. Apesar de se manifestar durante a infância e adolescência, tende a melhorar até a vida adulta; outras manifestações alérgicas a sucedem, como asma e rinite. A dermatite atópica ocorre frequentemente associada com elevação do IgE sérico e associada a outras doenças alérgicas, como alergia alimentar, rinite alérgica e asma.[30]

A asma ocorre com maior frequência em crianças que nasceram de parto cesáreo ou que receberam várias doses de antibióticos no início da vida.[32] A colonização do intestino do bebê com um mês de idade com *Clostridium difficile* foi associada à asma posterior aos 6 a 7 anos.[33] Proteobactéria na microbiota intestinal é um filo dominante em crianças com asma.

Síndrome metabólica - obesidade

Foi reconhecido que a obesidade infantil e adulta está associada aos padrões de crescimento pré-natal e no início da vida. As evidências sugerem que o ganho de peso excessivo durante os primeiros dois anos de vida está significativamente associado à obesidade posterior.[34] Além disso, adultos nascidos com baixo peso ao nascer têm maior risco de tolerância à glicose diminuída, síndrome metabólica e doenças cardiovasculares em comparação com adultos nascidos com peso médio. Uma possível hipótese relativa ao aumento dos fatores de risco poderia ser a restrição do crescimento durante o período fetal. A restrição de crescimento inicial é associada a um aumento da adiposidade na infância e na vida adulta posterior por meio de alteração da sensibilidade à insulina. Indivíduos com baixo peso ao nascer tendem a desenvolver adiposidade central que prediz distúrbios metabólicos posteriores.[35]

O uso de antibióticos no tratamento de doenças infecciosas parece contribuir para o desenvolvimento da obesidade. Acredita-se que a composição da microbiota intestinal desempenhe um papel no desenvolvimento da obesidade. Antibióticos em humanos e animais podem mudar a composição da microbiota intestinal para um perfil obesogênico.[36]

Entretanto, esse efeito adverso dos antibióticos precisa ser mais bem estudado longitudinalmente, sobretudo em populações vulneráveis, como mulheres grávidas, bebês e crianças. Estudo recente abrangendo uma grande coorte de mais de 260 mil indivíduos propôs que a obesidade infantil está positivamente correlacionada apenas com infecções não tratadas e não com o uso de antibióticos durante a infância.[37]

A função gastrintestinal e a digestão e absorção de nutrientes são afetadas pelo microbioma e por vários hormônios gastrintestinais, enzimas e metabólitos microbianos. Por exemplo, metabólitos derivados do intestino, tais como SCFAs, ligam e ativam GPR41 que resulta na expressão do peptídeo YY. A expressão estimulada do peptídeo YY suprime o trânsito intestinal, aumenta a lipogênese hepática e expande a colheita de energia de nutrientes. Os SCFAs também têm muitos efeitos na barreira intestinal, na saúde dos colonócitos e na inflamação.

A proporção entre firmicutes e bacteroidetes está associada à extração de energia de alimentos não digeríveis e armazenamento de gordura. Além disso, a composição da microbiota intestinal está fortemente relacionada ao peso. Um estudo longitudinal demonstrou que em crianças com 7 anos, havia mais bifidobactérias em suas amostras fecais durante a infância. Em contraste, crianças com sobrepeso apresentaram um maior número de *Staphylococcus aureus* em sua amostra de fezes da infância.[38] Além disso, um grande estudo de coorte longitudinal demonstrou que a abundância de *Bacteroides fragilis* com um mês de idade em 909 bebês estava significativamente associada a maiores escores z de IMC em crianças de até 10 anos.[39]

Esses dados sugerem que a modificação da composição da microbiota intestinal durante o início da vida pode desempenhar um papel fundamental na pandemia global de obesidade.

Doenças cardiovasculares ateroscleróticas

Estudos evidenciaram que certas condições na infância, incluindo desnutrição, nascimento prematuro ou colonização da microbiota intestinal, podem predispor um indivíduo a desenvolver doença cardiovascular aterosclerótica na idade adulta.[34,35] O aumento na taxa das bactérias patogênicas não é apenas responsável pela redução da absorção de nutrientes, mas também pode causar danos epiteliais e aumentar a inflamação. Esse dano epitelial pode levar à redução da permeabilidade da barreira intestinal. A circulação sistêmica de bactérias e produtos metabólicos segue levando ao aumento da inflamação sistêmica, uma causa subjacente de doença cardiovascular.[38,39]

Como mencionado, os efeitos dos metabólitos intestinais e da disbiose intestinal sugerem fortemente que a microbiota desempenhe um papel significativo na contribuição para a doença cardiovascular aterosclerótica por meio do aumento da inflamação ou do controle do metabolismo do colesterol. O processo aterosclerótico começa cedo na vida, com a formação da estria gordurosa e associada à dieta ocorre a progressão da doença cardiovascular. Esse processo aterosclerótico é a causa subjacente mais comum da doença cardiovascular e está associado a uma ampla variedade de fatores de risco, incluindo hipertensão, diabetes, inflamação de baixo grau e também relacionado à alteração da microbiota intestinal. Como exemplo de seu envolvimento direto, as bactérias intestinais foram encontradas dentro das placas ateroscleróticas e podem contribuir para o início da aterogênese. As bactérias Gram-negativas podem estimular a agregação plaquetária, a formação de trombos ou atuar por meio de seus componentes estruturais, incluindo o LPS, para desencadear uma cascata inflamatória, aumentando a expressão de IL-1β. Esses efeitos contribuem para os processos vasculares e de coagulação envolvidos na aterosclerose. Além disso, as bactérias presentes nas placas se correlacionam com os achados clínicos, como níveis de colesterol, alanina aminotransferase e fibrinogênio.[40]

No entanto, numerosos estudos também exploraram várias maneiras como a microbiota intestinal influencia indiretamente o desenvolvimento de ACVD por meio de seus metabólitos (SCFAs, trimetilamina, trimetilamina-N-óxido e ácidos biliares), que auxilia no controle da inflamação sistêmica do hospedeiro, ativando o sistema imunológico inato e direcionando a resposta imune adaptativa. Esses metabólitos podem atuar como moléculas sinalizadoras que se ligam a receptores específicos em órgãos distantes ou podem atuar indiretamente, interagindo com outras moléculas endócrinas.

Diabetes

O diabetes é considerado a epidemia do século. O diabetes *mellitus* (DM) representa um grupo de doenças metabólicas caracterizadas por hiperglicemia crônica em razão da disfunção na secreção de insulina, função ou uma combinação de ambas.

Os bebês nascidos de cesariana correm um risco maior de DM tipo 1 na infância. O parto cesáreo pode favorecer a aquisição alterada da microbiota intestinal e uma mudança do padrão de resposta imunológica, que pode resultar em maior suscetibilidade ao DM tipo1. A progressão para diabetes em roedores foi associada à composição alterada do microbioma, abundância reduzida de Firmicutes em comparação com Bacteroidetes e redução de bactérias produtoras de butirato.[41]

O estudo Diabimmune, que teve como objetivo explorar as relações entre a hipótese de higiene e DM tipo 1, recrutou bebês de três países (Estônia, Finlândia e Rússia) que tinham predisposição de antígeno linfocitário humano (HLA) para doenças autoimunes.[42] As crianças que desenvolveram DM tipo 1 experimentaram uma queda clara na diversidade alfa e houve um aumento da abundância de *Blautia*, *Rikennellaceae*, *Ruminococcus* e *Streptococcus*, enquanto *Coprococcus eutactus* e *Dialister invisus* estavam ausentes.

O efeito da geografia também deve ser considerado, conforme mostrado no estudo Teddy que incorporou bebês de quatro países (Finlândia, Alemanha, Suécia e EUA).[43] As crianças na Finlândia e nos EUA tiveram diversidade bacteriana consideravelmente reduzida, enquanto o *Bifidobacterium* foi maior nos EUA e na Suécia, em comparação com outros locais.

Da mesma forma, outro estudo envolvendo 33 bebês predispostos a DM tipo 1 relatou diversidade bacteriana reduzida e um pico em espécies bacterianas promotoras de inflamação, como *Ruminococcus gnavus* e *Streptococcus infantarius*.[44] Além disso, os autores encontraram níveis elevados de beta-defensina 2 humana (hBD2) em crianças que, posteriormente, desenvolveram DM tipo 1. O hBD2 é um conhecido produto antimicrobiano produzido pelas células epiteliais do cólon durante a inflamação, fato que sugere o persistente processo inflamatório local.

Doença inflamatória intestinal (IBD)

Os distúrbios IBD são distúrbios hiperimunes multifatoriais e incluem doença de Crohn (DC) e colite ulcerativa (UC). Ambos os distúrbios estão associados a inflamação e alterações na microbiota intestinal e no metaboloma e têm fortes bases genéticas. Genes conhecidos por estarem associados com IBD são fatores de risco para a composição particular da microbiota, mesmo em indivíduos saudáveis.[45]

A composição do microbioma fecal comparando pacientes pediátricos com DC e UC com seus irmãos saudáveis. A riqueza e diversidade de espécies foram significativamente reduzidas em crianças com UC, com reduções significativas na abundância de *Eubacterium rectale* e *Faecalibacterium prausnitzii*. Entretanto, a *Escherichia coli*, cuja abundância se correlaciona positivamente com certos genes de virulência, mostrou-se aumentada em crianças com UC.[46]

Essas doenças podem aparecer pela primeira vez na infância e na adolescência e apresentarem cursos crônicos e recorrentes ao longo da vida. Uma vez que a educação e a formação do sistema imunológico ocorrem no início da vida, a contribuição do microbioma e metaboloma no bebê e na primeira infância pode ser potencialmente importante no desenvolvimento da doença. A exposição a antibióticos durante a vida fetal, mas não na primeira infância, foi associada ao desenvolvimento de DII na infância.

O curso da DC em crianças foi influenciado por fatores ambientais, como amamentação e exposição à fumaça do cigarro. Bebês nascidos de mães com IBD mostraram maior abundância de gammaproteobactéria e redução de bifidobactéria durante os primeiros três meses de vida.[47] Não está claro se essas relações são causais, uma vez que a inflamação crônica da DII pode impactar a microbiota intestinal em vez da disbiose, causando DII.

Considerações finais

A aquisição da microbiota intestinal e de uma comunidade microbiana intestinal estável nos primeiros estágios da vida está intimamente associada à saúde humana. O desenvolvimento e a sucessão do microbioma estão altamente interconectados com o desenvolvimento e a educação do sistema imunológico, e muitas das doenças que discutimos têm fortes etiologias imunológicas e inflamatórias.

As muitas influências no microbioma intestinal inicial parecem ter influências de curto e longo prazos na saúde e nas doenças. Metabólitos microbianos (ácidos graxos de cadeia curta), vitaminas, fatores epigenéticos, inflamatórios, hormônios e provavelmente centenas de outros fatores ainda não identificados parecem influenciar a organogênese e a maturação do embrião e, posteriormente, do feto e do bebê humano em desenvolvimento. O microbioma intestinal inicial e o metaboloma podem exercer efeitos que não são exibidos até mais tarde na vida, ou mesmo no envelhecimento.

Muitas das doenças hoje consideradas relacionadas ao microbioma intestinal inicial ocorrem por meio do acúmulo de alterações fisiopatológicas crônicas de desenvolvimento lento que têm suas origens no início da vida. Traduzir esse corpo emergente de evidências com intervenções que possam interromper e alterar o microbioma intestinal inicial poderia ser uma interessante estratégia futura.

Take home messages

- A microbiota intestinal no início da vida tem sido cada vez mais reconhecida como contribuinte importante para a saúde e doenças humanas no curto e/ou longo prazos.
- A colonização inicial do intestino apresenta papel crítico no equilíbrio e assinatura microbiológica, com consequência para a vida toda.

Referências bibliográficas

1. Cox LM, Yamanishi S, Sohn J, Alekseyenko AV, Leung JM, Cho I et al. Altering the intestinal microbiota during a critical developmental window has lasting metabolic consequences. Cell 2014;158(4):705-21.

2. O'Toole PW, Jeffrey IB. Gut microbiota and aging. Science. 2015;350(6265):1214-5.

3. West CE, Rydén P, Lundin D, Engstrand L, Tulic MK, Prescott SL. Gut microbiome and innate immune response patterns in IgE-associated eczema. Clin Exp Allergy. 2015;45(9):1419-29.

4. Barker DJP. Fetal origins of coronary heart disease. BMJ. 1995;311(6998):171-4.

5. Barker DJP. Mothers, babies and disease in later life. J R Soc Med. 1995;88(8):458.

6. Wampach L, Heintz-Buschart A, Fritz JV, Ramiro-Garcia J, Habier J, Herold M et al. Birth mode is associated with earliest strain-conferred gut microbiome functions and immunostimulatory potential. Nat. Commun. 2018;9(1):5091.

7. Olszak T, An D, Zeissig S, Vera MP, Richter J, Franke A et al. Microbial exposure during early life has persistent effects on natural killer T cell function. Science. 2012;336(6080):489-93.

8. Yee AL, Miller E, Dishaw LJ, Gordon JM, Ji M, Dutra S et al. Longitudinal microbiome composition and stability correlate with increased weight and length of very-low-birth-weight infants. A S M Journal. 2019;4(1):e00229-18.

9. Sender R, Fuchs S, Milo R. Revised estimates for the number of human and bacteria cells in the body. PLoS Biol. 2016;14(8):e1002533.

10. Matamoros S, Gras-Leguen C, Le Vacon F, Potel G, De La Cochetiere MF. Development of intestinal microbiota in infants and its impact on health. Trends Microbiol. 2013;21(4):167-73.

11. Jiménez E, Marín ML, Martín R, Odriozola JM, Olivares M, Xaus J et al. Is meconium from healthy newborns actually sterile? Res Microbiol. 2008;159(3):187-93.

12. Collado MC, Rautava S, Aakko J, Isolauri E, Salminen S. Human gut colonisation may be initiated in utero by distinct microbial communities in the placenta and amniotic fluid. Sci Rep. 2016;6:23129.

13. Chu DM, Ma J, Prince AL, Antony KM, Seferovic MD, Aagaard KM. Maturation of the infant microbiome community structure and function across multiple body sites and in relation to mode of delivery. Nat Med. 2017;23(3):314-26.

14. Brahe LK, Chatelier EL, Prifti E, Pons N, Kennedy S, Blædel T et al. Dietary modulation of the gut microbiota – a randomised controlled trial in obese postmenopausal women. Br J Nutr. 2015;114(3):406-17.

15. Hu J, Nomura Y, Bashir A, Fernandez-Hernadez H, Itzkowitz S, Pei Z et al. Diversified microbiota of meconium is affected by maternal diabetes status. PLoS One. 2013;8(11):e78257.

16. Gosalbes MJ, Llop S, Vallès Y, Moya A, Ballester F, Francino MP. Meconium microbiota types dominated by lactic acid or enteric bacteria are differentially asso-

ciated with maternal eczema and respiratory problems in infants. Clin Exp Allergy. 2013;43(2):198-211.

17. Ma J, Prince AL, Bader D, Hu M, Gani R, Baquero K et al. High-fat maternal diet during pregnancy persistently alters the offspring microbiome in a primate model. Nat Commun. 2014;5:3889.

18. Mueller NT, Shin H, Pizoni A, Werlang IS, Matte U, Goldani MZ et al. Birth mode-dependent association between pre-pregnancy maternal weight status and the neonatal intestinal microbiome. Sci Rep. 2016;6:23133.

19. Gosalbes MJ, Vallès Y, Jiménez-Hernández N, Balle C, Riva P, Miravet-Verde S et al. High frequencies of antibiotic resistance genes in infants' meconium and early fecal samples. J Dev Orig Health Dis. 2016;7(1):35-44.

20. Chu DM, Antony KM, Ma J, Prince Al, Showalter L, Moller M et al The early infant gut microbiome varies in association with a maternal high-fat diet. Genome Med. 2016;8(1):77.

21. Nogacka AM, Salazar N, Arboleya S, Suárez M, Fernández N, Solíz G et al. Early microbiota, antibiotics and health. Cell Mol Life Sci. 2018;75(1):83-91.

22. Dzidic M, Boix-Amorós A, Selma-Royo M, Mira A, Colado MC. Gut microbiota and mucosal immunity in the neonate. Med Sci. 2018;6(3):56.

23. Gomez de Agüero M, Ganal-Vonarburg SC, Fuhrer T Rupp S, Uchimura Y, Li H et al. The maternal microbiota drives early postnatal innate immune development. Science. 2016;351(6279):1296-302.

24. Kumbhare SV, Patangia DVV, Patil RH, Shouche YS, Patil NP. Factors influencing the gut microbiome in children: From infancy to childhood. J Biosci. 2019; 44(2):49.

25. van den Elsen LWJ, Garssen J, Burcelin R, Verhasselt V. Shaping the Gut Microbiota by Breastfeeding: The Gateway to Allergy Prevention? Front. Pediatr. 2019;7.

26. Robertson RC, Manges AR, Finlay BB, Prendergast AJ. The human microbiome and child growth – first 1000 days and beyond. Trends Microbiol. 2019;27(2):131-47.

27. Belkaid Y, Hand TW. Role of the microbiota in immunity and inflammation. Cell. 2014;157(2):121-41.

28. Weng M, Walker WA. The role of gut microbiota in programming the immune phenotype. J Dev Orig Health Dis. 2013;4(3):203-14.

29. Bonaz B, Bazin T, Pellissier S. The vagus nerve at the interface of the microbiota-gut-brain axis. Front Neurosci. 2018;12:49.

30. Fujimura KE, Sitarik AR, Havstad S, Lin DL, LeVan S, Fadrosh D et al. Neonatal gut microbiota associates with childhood multisensitized atopy and T cell differentiation. Nat Med. 2016;22(10):1187-91.

31. Murphy R, Stewart AW, Braithwaite I, Beasley R, Hancox RJ, Mitchel EA et al. Antibiotic treatment during infancy and increased body mass index in boys: An international cross-sectional study. Int J Obes. 2014;38(8):1115-9.

32. Adlerberth I, Strachan DP, Matricardi PM, Ahrné S, Orfei L, Aberg N et al. Gut microbiota and development of atopic eczema in 3 European birth cohorts. J Allergy Clin Immunol. 2007;120(2):343-50.

33. Marra F, Marra CA, Richardson K, Lynd LD, Kozyrskyj A, Patrick DM et al. Antibiotic usein children is associated with increased risk of asthma. Pediatrics. 2009;123(3):1003-10.

34. Ong KK, Dunger DB. Birth weight, infant growth and insulin resistance. Eur J Endocrinol. 2004;151(Suppl.3):U131-U139.

35. Cottrell E, Ozanne SE. Early life programming of obesity and metabolic disease. Physiol Behav. 2008;94(1):17-28.

36. DelFiol FS, Balcão VM, Barberato Fillho S, Lopes LC, Bergamaschi CC. Obesity: a new adverse effect of antibiotics? Front Pharmacol. 2018;9:1408.

37. Li DK, Chen H, Ferber J, Odouli R. Infection and antibiotic use in infancy and risk of childhood obesity: a longitudinal birth cohort study. Lancet Diabetes Endocrinol. 2017;5(1):18-25.

38. Kalliomäki M, Collado MC, Salminen S, Isolauri E. Early differences in fecal microbiota composition in children may predict overweight. Am J Clin Nutr. 2008:87(3):534-8.

39. Scheepers L, Penders J, Mbakwa C, Thijs C, Mommers M, Arts I. The intestinal microbiota composition and weight development in children: The KOALA Birth Cohort Study. Int J Obes. 2014;39(1):16-25.

40. Zhao Y, Wang Z. Gut microbiome and cardiovascular disease. Curr Opin Cardiol. 2020:35;207-18.

41. Siljander H, Honkanen J, Knip M. Microbiome and type 1 diabetes. EBioMedicine. 2019;46:512-21.

42. Knip M, Siljander H. The role of the intestinal microbiota in type1diabetes mellitus. Nat Ver Endocrinol. 2016;123:154-67.

43. TEDDY Study Group. The environmental determinants of diabetes in the young (TEDDY) study: study design. Pediatr Diabetes. 2007;8:286-98.

44. Kostic AD, Gevers D, Siljander H, Vatanen T, Hyötyläinen T, Hämäläinen A et al. The dynamics of the human infant gut microbiome in development and in progression toward type 1 diabetes. Cell Host Microbe. 2015;17(2):260-73.

45. Imhann F, Vila AV, Bonder MJ, Fu J, Gevers D, Visschedijk MC et al. Interplay of host genetics and gut microbiota underlying the onset and clinical presentation of inflammatory bowel disease. Gut. 2018;67(1):108-19.

46. Knoll RL, Forslund K, Kultima JR, Meyer CU, Kullmer U, Sunagawa S et al. Gut microbiota differs between children with inflammatory bowel disease and healthy siblings in taxonomic and functional composition: a metagenomic analysis. Am J Physiol Gastrointest Liver Physiol. 2017;312(4):G327-G339.

47. Torres J, Hu J, Seki A, Eisele C, Nair N, Huang R et al. Infants born to mothers with IBD present with altered gut microbiome that transfers abnormalities of the adaptive immune system to germ-free mice. Gut. 2019;69:42-51.

10

A plasticidade do epigenoma no início da vida e as origens desenvolvimentistas da saúde e da doença

LÍVIA BEATRIZ APARECIDA RIBEIRO SILVA
THOMAS PRATES ONG
ADRIANA SOUZA TORSONI

Introdução

Processos epigenéticos são considerados importantes mecanismos pelos quais o genoma pode responder ao ambiente. Foi o cientista britânico Conrad Waddington que estabeleceu o termo *epigenética* para se referir à produção de fenótipos variados a partir da interação entre os genes e o ambiente.[1] No contexto das Origens Desenvolvimentistas da Saúde e da Doença (DOHaD), a plasticidade do epigenoma durante as fases iniciais do desenvolvimento (embriogênese/desenvolvimento fetal, mas também preconcepção e vida neonatal) o torna especialmente suscetível a distúrbios induzidos por fatores ambientais (má nutrição, toxicantes, hormônios, entre outros), que poderiam alterar a expressão gênica e o fenótipo no longo prazo. Assim, a epigenética representa mecanismo molecular plausível que poderia explicar como experiências no início da vida podem ser retidas ao longo da vida.[2]

A plasticidade do epigenoma no início da vida permite a adaptação ao ambiente vivenciado por meio de diferentes trajetórias de desenvolvimento, de modo que eventos que ocorram nesse período crítico podem permanentemente influenciar a estrutura, função e metabolismo de um órgão, levando a processo inicialmente denominado *programação fetal* e, mais recentemente, *programação desenvolvimentista*.[2,3] Nesse contexto, especial atenção tem sido voltada para a influência da nutrição materna durante a preconcepção, gestação e lactação na programação epigenética dos filhos. Mais recentemente, interesse tem sido também voltado para a influência da nutrição paterna no contexto da DOHaD. Além disso, dado que marcas epigenéticas são potencialmente reversíveis, uma importante perspectiva refere-se à possibilidade de que intervenções (dietéticas ou farmacológicas) ao longo da vida da pessoa revertam marcas epigenéticas, inadequadamente programadas no início da vida, de modo a promover a saúde e reduzir o risco de doenças crônicas não transmissíveis.[2]

Conceitos básicos em epigenética

Epigenética refere-se a alterações na expressão gênica, mitótica e meioticamente herdáveis, sem alterações na sequência do DNA.[4] As principais marcas epigenéticas incluem metilação do DNA, modificações em histonas e microRNAs, que conjuntamente mantêm a função e identidade celulares.[5] Coletivamente, marcas epigenéticas influenciam a arquitetura da cromatina, que pode apresentar estrutura mais condensada (heterocromatina, relacionada ao silenciamento gênico) ou mais relaxada (eucromatina, relacionada à expressão gênica).[6]

Metilação do DNA

A principal marca epigenética é a metilação de citosinas no dinucleotídeo CpG, que é mediada por diferentes DNA metiltransferases (DNMT 1 e 3a e b).[4,5] Esses dinucleotídeos CpG são encontrados principalmente em promotores de genes, nas regiões denominadas ilhas CpG. As DNMTs transferem um grupo metil da *S*-adenosilmetionina (SAM) para o quinto carbono (5C) de um resíduo de citosina para formar 5-metilcitosina (5mc).[4] Promotores com CpGs não metilados associam-se a genes transcricionalmente ativos. Por outro lado, ilhas CpG hipermetiladas associam-se a genes transcricionalmente inativos. Nesse caso, existem proteínas que reconhecem e se ligam a esses grupamentos metila nas citosinas localizadas nos promotores, fazendo com que todo um complexo correpressor da transcrição se ligue àquela região regulatória, inibindo a expressão gênica.[5] Isto é, a metilação do DNA regula a expressão gênica recrutando proteínas envolvidas na repressão gênica ou inibindo a ligação de fatores de transcrição ao DNA.[4]

Modificações em histonas

Para que a dupla fita de DNA caiba no núcleo celular de forma organizada, deve-se associar a proteínas globulares denominadas histonas.[7] A unidade básica da cromatina denomina-se nucleossomo e é composta pela fita de DNA, que dá praticamente duas voltas em torno de um núcleo de histonas (octâmero composto pelas histonas H2A e H2B, H3 e H4). As histonas podem ser modificadas em resíduos de diferentes aminoácidos e por modificações diferentes.[7] Resíduos de lisina na cauda N-terminal podem ser acetilados ou metilados, afetando a interação entre nucleossomos e, assim, o grau de compactação da cromatina. A acetilação de lisinas em histonas leva a um relaxamento da cromatina e indução da expressão gênica. A desacetilação de lisinas tem o efeito oposto. No caso da metilação de lisinas, a indução ou repressão da transcrição dependerá do grau de metilação e resíduo particular de lisina que é metilado. Tais modificações pós-traducionais de histonas são mediadas por acetil ou metiltransferases, bem como desacetilases e desmetilases de histonas.[8] Dessa forma, o número de combinações possíveis de modificações é muito amplo.[7]

MicroRNAs

Os microRNAs (miRNAs) correspondem a uma classe de pequenas moléculas de RNAs não codificantes (do inglês *small noncoding RNAs* - sncRNAs), reconhecidos como RNAs regulatórios, amplamente distribuídos em espécies animais e vegetais e altamente conservados.[9]

Diferentemente dos RNAs mensageiros (mRNA), os miRNAs não são traduzidos em proteínas e são originados a partir de sequências gênicas (éxons ou íntrons) e intergênicas, como moléculas individuais ou conjunto de moléculas, que controlam a atividade de mais de 30% dos genes codificadores de proteínas.[10] Classicamente, são transcritos em miRNAs primários, processados em miRNAs precursores, adquirindo a forma madura (dupla fita) com 20 a 22 nucleotídeos de extensão.[9]

Na maioria dos casos, os miRNAs agem por meio de pareamento específico de uma das fitas geradas, acoplada a um complexo proteico chamado de RISC (complexo silenciador induzido por RNA), com uma das extremidades do mRNA-alvo (chamada região 3'UTR). Essa associação leva à redução da estabilidade do mRNA, sua degradação e/ou à repressão da tradução.[11] Recentemente, foi descoberto que os miRNAs são capazes de interagir com outras regiões do mRNA (como a 5'UTR), bem como do DNA. A interação do miRNA com seus alvos é um processo dinâmico e dependente da localização subcelular do miRNA, da afinidade e da abundância entre os elementos que formam o par conjugado (miRNA-mRNA).[12] Os miRNAs podem ser secretados em vesículas extracelulares (exossomos ou lipoproteínas plasmáticas) e transportados pelos fluidos biológicos até as células-alvo para mediar a comunicação intercelular.[12]

Além dessa atuação, os miRNAs interagem com outros mecanismos epigenéticos, podendo afetar a maquinaria de metilação e a expressão de proteínas envolvidas na modificação de histonas, modulando a expressão de genes-alvo. De maneira recíproca, a expressão de miRNAs pode ser controlada por metilação do DNA e modificações da cromatina, resultando em um processo complexo de regulação da expressão gênica e da alteração fenotípica.[13]

Importância da regulação epigenética no desenvolvimento embrionário e fetal

A epigenética representa um mecanismo molecular para controle da expressão gênica em longo prazo, que é particularmente importante no início da vida.[14] Controla a inativação do cromossomo X, *imprinting* genômico, proliferação e diferenciação celular. Durante a embriogênese e desenvolvimento fetal, ocorre intenso remodelamento epigenético, necessário para o estabelecimento de programas transcricionais envolvidos com proliferação e diferenciação celular durante a organogênese.[15] Nesse sentido, é o conjunto de marcas epigenéticas que possibilita que a partir de um único genoma se produzam os diferentes tipos de células somáticas no embrião e feto. O fato de que durante a embriogênese/desenvolvimento fetal ocorre remodelamento tanto das células somáticas como germinativas primordias, sugere que a má nutrição materna durante a gestação poderia programar tanto a geração F1 como também a F2 e, subsequentemente, levar à programação transgeracional.[16,17]

Nutrição materna, epigenética e DOHaD

Diversos estudos voltados para a compreensão dos mecanismos envolvidos com programação metabólica identificaram uma estreita relação entre insultos ambientais precoces, modulação epigenética e o desenvolvimento de doenças na vida adulta.[18]

O risco de desenvolvimento de doenças crônicas na vida adulta tem mostrado ser reflexo de alterações na expressão gênica que acontece em períodos críticos do desenvolvimento de um indivíduo. A ciência caracteriza esses períodos do desenvolvimento como aqueles que se traduzem em grande plasticidade estrutural e funcional dos órgãos e maior sensibilidade a interferentes ambientes.[18] A janela de maior suscetibilidade para alterações epigenéticas é diferente para cada tecido e pode se estender desde o período da preconcepção e gestação até o fim da primeira infância ou da puberdade, e para tecidos como o cérebro e órgãos do sistema reprodutor esse período pode ser ainda superior.[19]

Evidências experimentais sugerem a existência de um ciclo epigenético autopropagado. As alterações epigenéticas conferem uma memória de exposição precoce a ambientes inadequados,[18] que pode ser transmitida ao longo de gerações, uma vez que não somente células somáticas, mas também células germinativas da progênie, podem ser afetadas.

A dieta materna inadequada ou a exposição materna a oligoelementos tem sido associada a alterações tardias na saúde dos descendentes. De fato, a composição da dieta materna representa muitas vezes um desafio para a prole em desenvolvimento, promovendo adaptações fisiológicas que visam garantir a sobrevivência do indivíduo.[20] Paradoxalmente, tanto a depleção (desnutrição) quanto a fartura (supernutrição) de nutrientes, associadas ou não a alterações na composição corporal materna, estão envolvidas com disfunções hormonais, promovendo desfechos muito semelhantes nos descendentes, como o desenvolvimento de obesidade, dislipidemia, diabetes, hipertensão e disfunção cardiovascular, disfunções hipocampais e hipotalâmicas, infertilidade e alguns tipos de câncer.[18,19,21]

No entanto, o efeito sobre a expressão gênica e as alterações fenotípicas na vida adulta dependerão da duração e da fase do desenvolvimento a que a progênie foi exposta, não sendo muitas vezes aparentes durante um período latente, que pode durar de meses a anos, ou décadas.[19]

Ravelli et al., estudando uma coorte histórica de holandeses, cujas mães foram expostas à fome durante um período da Segunda Guerra Mundial, observaram um predomínio de obesidade em homens quando a escassez de alimento ocorreu no 1° trimestre da gestação, mas não observaram o mesmo fenômeno quando a escassez ocorreu no 3° trimestre.[22] Análises epigenéticas desses indivíduos mostraram padrão de metilação alterado em genes envolvidos com o crescimento (*INSR*, receptor de insulina) e com o controle metabólico (*CPT1A*, carnitina palmitoil transferase 1A), correlacionando com o peso ao nascer e níveis séricos de LDLc.[23]

Nessa mesma coorte, também foi observada hipometilação da região promotora do gene do fator de crescimento semelhante à insulina II (*IGF2*), implicado no crescimento e desenvolvimento, ainda que seis décadas após a ocorrência do insulto no período periconcepcional, enquanto os genes para IL-10 e leptina mostraram-se hipermetilados, resultando em menor controle da inflamação e do apetite.[21] Em outras coortes mais recentes, indivíduos expostos durante o período de gestação ou na primeira infância à fome na China (1959 a 1961) ou à fome decorrente da guerra civil na Nigéria (1968 a 1970), apresentaram risco aumentado de desenvolver síndrome metabólica na vida adulta, bem como correlação positiva entre maior circunferência da cintura e hipermetilação do gene *INSR*.[19,24]

Estudos conduzidos em ratas mostraram que o baixo consumo materno de proteína, antes mesmo da gestação, e o *status* de vitamina B e de metionina induziram anormalidades comportamentais e cardiovasculares na prole. Essas parecem ser decorrentes de hipometilação dos genes que codificam o receptor de glicocorticoide (*Nr3c1*) e o receptor ativado por proliferador de peroxissoma alfa (*Ppara*), envolvidos na resposta ao estresse e no metabolismo lipídico, respectivamente. Esses dados de modelos animais são consistentes com a interpretação de que a fome pode estar relacionada a uma deficiência em doadores de grupo metil, como o aminoácido metionina, acarretando a hipometilação de genes específicos e, consequentemente, o aumento de sua expressão.[18,25,26]

Godfrey et al., avaliando duas coortes distintas, encontraram uma correlação inversa entre a ingestão materna de carboidratos durante o primeiro trimestre de gestação e o nível de metilação, no cordão umbilical, da região promotora do gene *RXRA*, responsável por codificar um fator de transcrição envolvido no metabolismo da gordura e na sensibilidade à insulina, o que foi associado também à adiposidade corporal em crianças aos 6 e 9 anos.[19]

Alterações no padrão de metilação também foram descritas em genes associados ao sistema de recompensa. Em camundongos cujas mães consumiram dieta rica em gordura durante a gestação e lactação, a hipometilação da região promotora de genes envolvidos na recaptação de dopamina e na circuitaria opioide, em áreas do sistema mesocorticolímbico, induziu aumento na preferência por alimentos mais palatáveis.[27] Ainda nesse contexto, a supernutrição no período lactacional induziu a hipermetilação do promotor do gene hipotalâmico da pró-opiomelanocortina (POMC), responsivo à leptina e insulina, resultando em hiperfagia na prole e maior predisposição à obesidade na vida adulta.[21]

A nutrição materna ainda influencia na expressão de miRNAs, resultando em diferentes perfis de miRNAs teciduais e séricos que interferem com o estado inflamatório e metabólico da prole. Dieta materna com alto teor de gordura saturada foi capaz de induzir ativação de vias inflamatórias na progênie, tanto em humanos quanto em modelos experimentais.[28] Em modelos de supernutrição materna, o aumento da expressão de miR370 e a redução de miR122 se correlaciona com aumento na síntese de triglicérides hepáticos e desenvolvimento de esteatose na prole jovem e adulta.[29] Fenótipo bastante semelhante foi observado na prole de roedores cujas mães foram submetidas a restrição proteica. Nesse modelo, observou-se aumento de miR483 no tecido adiposo, limitando a capacidade de armazenamento de lipídios nesse tecido, e levando ao aumento ectópico da deposição de gordura no fígado e desenvolvimento de resistência à insulina. Nesse mesmo estudo também foi demonstrada uma associação entre o aumento na expressão de miR483 no tecido adiposo e o baixo peso ao nascer em humanos, sugerindo um efeito conservado entre espécies.[13]

Importância da regulação epigenética durante a gametogênese masculina

A gametogênese masculina é um processo finamente regulado que leva à formação de espermatozoides capazes de fertilizar o óvulo.[30] Durante esse processo, espermátides haploides sofrem extensas modificações epigenéticas e se diferenciam em células flageladas, os espermatozoides.[31] As modificações epigenéticas como metilação do DNA, modificações de histonas com remodelação da cromatina e a expressão de miRNAs são reguladores desse processo chamado gametogênese masculina.[32]

Na gametogênese masculina, a metilação do DNA inicia-se no período pré-natal e é concluída durante a espermatogênese após o nascimento.[33] Esse processo é regulado pelas enzimas de metilação do DNA (DNMTs), e certas perturbações no ambiente paterno em DNMTs ou na metilação do

DNA das células germinativas masculinas podem afetar a fertilidade e a função do esperma.[33] No período fetal do homem os padrões de metilação do DNA, na maioria das sequências, são apagados, mas a metilação gamética em locais *imprinting* (variação na expressão de um gene de acordo com sua origem materna ou paterna) têm implicações importantes para a expressão gênica nos filhos.[33,34]

Em relação a estrutura e organização de cromatina, os espermatozoides apresentam DNA ligado às protaminas, que substituem a grande maioria das histonas e permitem uma estrutura de empacotamento do DNA seis vezes mais densa, protegendo o DNA dos espermatozoides de estressores extracelulares.[34] A protaminação é um processo regulatório epigenético específico para células de esperma.[32] Durante a espermatogênese, esse processo resulta na remoção da maioria das informações epigenéticas transportadas pelas histonas[34] e facilita a compactação do núcleo, necessária para a motilidade do esperma, que protege seu genoma da oxidação e de moléculas prejudiciais dentro do sistema reprodutor feminino.[32] O empacotamento extensivo de DNA após a protaminação evita a transcrição.[32] As influências ambientais que modificam a protaminação e o posicionamento da protamina, portanto, podem constituir um sinal epigenético em si que é igualmente importante para a modificação da histona e mudanças na metilação do DNA para influenciar a atividade transcricional após a fertilização.[34]

Os miRNAs são expressos de maneira específica durante a espermatogênese e participam do controle de cada etapa da diferenciação das células germinativas masculinas.[32] Os miRNAs funcionam, principalmente, pós-transcricionalmente, afetando a tradução e/ou induzindo a degradação de seus mRNAs-alvo.[35] Durante a espermatogênese, os espermatozoides ficam inativos no nível transcricional. No entanto, alguns transcritos são deixados como um *pool*, consistindo em RNAs codificantes e não codificantes, que são de fato retidos seletivamente, sugerindo que RNAs transmitidos por espermatozoides são funcionais, entre estes estão os miRNAs.[34]

Durante a vida do homem existem períodos em que o epigenoma do gameta do futuro pai pode ser particularmente suscetível a exposições ambientais, como a alimentação. Esses períodos são durante a reprogramação de células germinativas primordiais no útero; antes da puberdade, quando a metilação é restabelecida; e durante cada ciclo reprodutivo, à medida que os perfis de metilação se tornam totalmente estabelecidos nos espermatozoides maduros.[36]

Nutrição paterna, epigenética e DOHaD

Evidências de estudos epidemiológicos e experimentais indicam que fatores ambientais paternos como obesidade, dieta hiperlipídica ou hipoproteica e desnutrição têm sido relacionados a mudança dos perfis epigenéticos em espermatozoides, aumentando o risco de os descendentes desenvolverem doenças crônicas na idade adulta.[37] Os efeitos do ambiente paterno, que podem ser transmitidos diretamente no período pré-natal por meio da alteração do epigenoma do esperma, são conhecidos como programação paterna.[38]

A obesidade paterna, por exemplo, causa anormalidades no esperma no nível de cromatina, DNA e outros fatores epigenéticos.[38] Em um estudo de coorte, Soubry et al. demonstraram que a obesidade paterna na preconcepção diminui significativamente a metilação nas regiões diferencialmente metiladas (DMRs) do gene do fator de crescimento semelhante à insulina 2 (IGF2) entre os recém-nascidos. Dessa forma, os autores sugeriram que a adiposidade paterna na preconcepção reprograma marcas de *imprinting* durante a espermatogênese.[39]

Em estudos experimentais, Fullston et al., demonstraram que a obesidade paterna induziu resistência à insulina em duas gerações sucessivas de descendentes. Nesse estudo, uma dieta hiperlipídica alterou a expressão de microRNAs e a metilação global do DNA do esperma dos camundongos C57BL/6 machos alimentados com dieta hiperlipídica.[40] Outro estudo conduzido em ratos demonstrou que a exposição paterna a uma dieta hiperlipídica levou à intolerância à glicose na prole feminina em duas gerações sucessivas. Os ratos machos alimentados com dieta hiperlipídica apresentaram alteração nos padrões de metilação de DNA e em microRNAs de espermatozoides.[41]

A nutrição paterna ainda pode afetar o risco de as gerações futuras desenvolverem câncer. No estudo de Fontelles et al., foi demonstrado que a ingestão paterna de uma dieta hiperlipídica à base de banha de porco, rica em ácidos graxos saturados, aumenta o risco de câncer de mama da prole feminina. A expressão alterada de miRNA nas glândulas mamárias das filhas e no espermatozoide dos pais pode ser mecanismo subjacentes a esses efeitos, mas é provável que outras alterações epigenéticas estejam envolvidas.[42]

Associações entre dieta paterna deficiente em proteína ou calorias e problemas de saúde na prole adulta também foram encontrados. Estudo conduzido em camundongos machos demonstrou que o consumo paterno de uma dieta hipoproteica induz a hipometilação do DNA dos espermatozoides. Além disso, as fêmeas acasaladas com os camundongos machos alimentados com dieta hipoproteica exibiram respostas imunológicas uterinas na pré-implantação, em comparação com os controles, o que tem sido associado a perturbações no desenvolvimento embrionário e da prole. Nesse estudo, a prole dos camundongos machos alimentados com dieta hipoproteica apresentou adiposidade elevada, disfunção metabólica e microbiota intestinal alterada.[43]

McPherson et al. observaram que a subnutrição em camundongos levou à dislipidemia, acúmulo de tecido adiposo, uma expressão alterada de genes pancreáticos e peso reduzido na prole. Porém, suplementos vitamínicos e antioxidantes dados aos camundongos subnutridos normalizaram o peso e o crescimento dessa prole. Esses autores observaram que a subnutrição reduziu o peso corporal e a fertilidade nos pais, aumentou as lesões oxidativas do DNA dos espermatozoides e reduziu a metilação global do esperma.[44]

Considerações finais

A plasticidade durante o desenvolvimento permite que o organismo responda a estímulos ambientais, modificando vias moleculares e o fenótipo do indivíduo, através do ajuste fino da expressão gênica, por meio de mecanismos epigenéticos. Tais respostas permitem que o organismo se adapte de modo a sustentar a saúde durante o período reprodutivo. Entretanto, essa adaptação pode levar a consequências graves, muitas vezes precipitando o desenvolvimento precoce de doenças nos indivíduos afetados.

O desequilíbrio nutricional (super ou subnutrição) e até mesmo alterações sutis na nutrição materna estão associados a modificações no perfil epigenético dos descendentes, que por sua vez estão relacionados a marcadores de risco metabólico. Hormônios, citocinas e componentes da dieta podem ativar receptores e/ou fatores de transcrição que estimulam a expressão de genes e também modular as enzimas e vias que são responsáveis pela metilação do DNA, remodelamento da cromatina e a expressão de RNAs não codificantes que controlam a expressão do gene.

O desfecho decorrente das alterações na expressão gênica induzida por processos epigenéticos, e que são deflagrados pela dieta materna, dependerá do tempo de exposição ao insulto, da fase do desenvolvimento e do tecido acometido. De todo modo, é cada vez mais evidente que a composição inadequada da dieta materna, independentemente de refletir escassez ou fartura de nutrientes, induz alterações metabólicas e neurobiológicas muito semelhantes no organismo dos descendentes de modo a garantir sua sobrevivência. Dessa forma, o monitoramento nutricional e intervenções dietéticas corretivas durante os períodos críticos do desenvolvimento representam importante ação profilática para prevenir e/ou reverter os efeitos deletérios decorrentes de modificações epigenéticas nos descendentes. Finalmente, é necessário, ainda, melhor elucidar o papel das experiências paternas na preconcepção no processo de programação epigenética de sua descendência.

Take home messages

- A epigenética representa o mecanismo molecular que pode explicar como experiências no início da vida podem ser retidas ao longo da vida.
- As principais marcas epigenéticas incluem metilação do DNA, modificações em histonas e microRNAs, que exercem papel fundamental na manutenção da função e da identidade celular.
- A regulação epigenética é importante no desenvolvimento embrionário e fetal e durante a gametogênese masculina.
- O desequilíbrio nutricional (super ou subnutrição) materno e paterno estão associados a modificações no perfil epigenético dos descendentes.

Referências bibliográficas

1. Duncan EJ, Gluckman PD, Dearden PK. Epigenetics, plasticity, and evolution: How do we link epigenetic change to phenotype? J Exp Zool Part B Mol Dev Evol. 2014;322(4):208-20.

2. Ong TP. Nutrição no início da vida, epigenética e prevenção das doenças crônicas não transmissíveis: uma janela de oportunidades para pediatras. São Paulo: ILSI Brasil – International Life Sciences Institute do Brasil; 2018. p.1-21.

3. Barker DJP. Human growth and chronic disease: A memorial to Jim Tanner. Ann Hum Biol. 2012;39(5):335-41.

4. Moore LD, Le T, Fan G. DNA Methylation and its basic function. Neuropsychopharmacology. 2013;38(1):23-38.

5. Fuso A, Lucarelli M. CpG and non-CpG methylation in the diet–epigenetics–neurodegeneration connection. Curr Nutr Rep. 2019;8(2):74-82.

6. Vaissiere T, Sawan C, Herceg Z. Epigenetic interplay between histone modifications and DNA methylation in gene silencing. Mutat Res Mutat Res. 2008;659(1-2):40-8.

7. Lennartsson A, Ekwall K. Histone modification patterns and epigenetic codes. Biochim Biophys Acta. 2009;1790(9):863-8.

8. Albini S, Zakharova V, Ait-Si-Ali S. Histone modifications. Epigenetics and Regeneration. 2019;11:47-72.

9. Ambros V. microRNAs. Cell. 2001;107(7):823-6.

10. Olena AF, Patton JG. Genomic organization of microRNAs. J Cell Physiol. 2009;222(3):n/a-n/a.

11. Bartel DP. MicroRNAs: genomics, biogenesis, mechanism, and function. Cell. 2004;116(2):281-97.

12. O'Brien J, Hayder H, Zayed Y, Peng C. Overview of microRNA Biogenesis, mechanisms of actions, and circulation. Front Endocrinol. 2018;9(AUG).

13. Bianco-Miotto T, Craig JM, Gasser YP, van Dijk SJ, Ozanne SE. Epigenetics and DOHaD: from basics to birth and beyond. J Dev Orig Health Dis. 2017;8(05):513-9.

14. Perino M, Veenstra GJC. Chromatin control of developmental dynamics and plasticity. Dev Cell. 2016;38(6):610-20.

15. Bogdanović O, Lister R. DNA methylation and the preservation of cell identity. Curr Opin Genet Dev. 2017;46:9-14.

16. Edwards JR, Yarychkivska O, Boulard M, Bestor TH. DNA methylation and DNA methyltransferases. Epigenetics Chromatin. 2017;10(1):23.

17. Monk D. Germline-derived DNA methylation and early embryo epigenetic reprogramming: The selected survival of imprints. Int J Biochem Cell Biol. 2015;67:128-38.

18. Gabory A, Attig L, Junien C. Developmental programming and epigenetics. Am J Clin Nutr. 2011;94(suppl 6):1943S-1952S.

19. Barouki R, Gluckman PD, Grandjean P, Hanson M, Heindel JJ. Developmental origins of non-communicable disease: Implications for research and public health. Environ Heal. 2012;20;11(1):42.

20. Gluckman PD, Hanson MA. Developmental origins of disease paradigm: a mechanistic and evolutionary perspective. Pediatr Res. 2004;56(3):311-7.

21. Lillycrop KA. Effect of maternal diet on the epigenome: implications for human metabolic disease. Proc Nutr Soc. 2011;70(1):64-72.

22. Ravelli G-P, Stein ZA, Susser MW. Obesity in young men after famine exposure in utero and early infancy. N Engl J Med. 1976;295(7):349-53.

23. Tobi EW, Goeman JJ, Monajemi R, Gu H, Putter H, Zhang Y et al. DNA methylation signatures link prenatal famine exposure to growth and metabolism. Nat Commun. 2014;5(1):5592.

24. Wang Z, Song J, Li C, Li Y, Shen L, Dong B et al. DNA methylation of the INSR gene as a mediator of the association between prenatal exposure to famine and adulthood waist circumference. Sci Rep. 2020;10(1):12212.

25. Heijmans BT, Tobi EW, Stein AD, Putter H, Blauw GJ, Susser ES et al. Persistent epigenetic differences associated with prenatal exposure to famine in humans. Proc Natl Acad Sci. 2008;105(44):17046-9.

26. Lillycrop KA, Phillips ES, Jackson AA, Hanson MA, Burdge GC. Dietary protein restriction of pregnant rats induces and folic acid supplementation prevents epigenetic modification of hepatic gene expression in the offspring. J Nutr. 2005;135(6):1382-6.

27. Vucetic Z, Kimmel J, Totoki K, Hollenbeck E, Reyes TM. Maternal high-fat diet alters methylation and gene expression of dopamine and opioid-related genes. Endocrinology. 2010;151(10):4756-64.

28. Indrio F, Martini S, Francavilla R, Corvaglia L, Cristofori F, Mastrolia SA et al. Epigenetic matters: the link between early nutrition, microbiome, and long-term health development. Front Pediatr. 2017;5:178.

29. de Paula Simino LA, de Fante T, Figueiredo Fontana M, Oliveira Borges F, Torsoni MA, Milanski M et al. Lipid overload during gestation and lactation can independently alter lipid homeostasis in offspring and promote metabolic impairment after new challenge to high-fat diet. Nutr Metab. 2017;14(1):16.

30. Rathke C, Baarends WM, Awe S, Renkawitz-Pohl R. Chromatin dynamics during spermiogenesis. Biochim Biophys Acta. 2014;1839(3):155-68.

31. Bao J, Bedford MT. Epigenetic regulation of the histone-to-protamine transition during spermiogenesis. Reproduction. 2016;151(5):R55-70.

32. Güneş S, Kulaç T. Epigenetiğin spermatogenezdeki rolü. Turk J Urol. 2013;39(3):181-7.

33. Trasler JM. Epigenetics in spermatogenesis. Mol Cell Endocrinol. 2009;306(1-2):33-6.

34. Donkin I, Barrès R. Sperm epigenetics and influence of environmental factors. Mol Metab. 2018;14(February):1-11.

35. Kotaja N. MicroRNAs and spermatogenesis. Fertil Steril. 2014;101(6):1552-62.

36. Soubry A, Hoyo C, Jirtle RL, Murphy SK. A paternal environmental legacy: Evidence for epigenetic inheritance through the male germ line. Bio Essays. 2014;36(4):359-71.

37. Houfflyn S, Matthys C, Soubry A. Male obesity: epigenetic origin and effects in sperm and offspring. Curr Mol Biol Reports. 2017;3(4):288-96.

38. Hur SSJ, Cropley JE, Suter CM. Paternal epigenetic programming: Evolving metabolic disease risk. J Mol Endocrinol. 2017;58(3)R159-R168.

39. Soubry A, Schildkraut JM, Murtha A, Wang F, Huang Z, Bernal A et al. Paternal obesity is associated with IGF2 hypomethylation in newborns: Results from a Newborn Epigenetics Study (NEST) cohort. BMC Med. 2013;11(1):1-10.

40. Fullston T, Teague EMCO, Palmer NO, Deblasio MJ, Mitchell M, Corbett M et al. Paternal obesity initiates metabolic disturbances in two generations of mice with incomplete penetrance to the F2 generation and alters the transcriptional profile of testis and sperm microRNA content. FASEB J. 2013;27(10):4226-43.

41. de Castro Barbosa T, Ingerslev LR, Alm PS, Versteyhe S, Massart J, Rasmussen M et al. High-fat diet reprograms the epigenome of rat spermatozoa and transgenerationally affects metabolism of the offspring. Mol Metab. 2016;5(3):184-97.

42. Fontelles CC, Guido LN, Rosim MP, Andrade F de O, Jin L, Inchauspe J et al. Paternal programming of breast cancer risk in daughters in a rat model: opposing effects of animal- and plant-based high-fat diets. Breast Cancer Res. 2016;18(1):71.

43. Watkins AJ, Dias I, Tsuro H, Allen D, Emes RD, Moreton J et al. Paternal diet programs offspring health through sperm- and seminal plasma-specific pathways in mice. Proc Natl Acad Sci. 2018;115(40):10064-9.

44. McPherson NO, Fullston T, Kang WX, Sandeman LY, Corbett MA, Owens JA et al. Paternal under-nutrition programs metabolic syndrome in offspring which can be reversed by antioxidant/vitamin food fortification in fathers. Sci Rep. 2016;6(1):27010.

11

Origens paternas da saúde e da doença

LÍVIA BEATRIZ APARECIDA RIBEIRO SILVA
THOMAS PRATES ONG

Introdução

Em razão da profunda interação entre mãe e feto/neonato, as origens desenvolvimentistas das doenças crônicas (DOHaD) têm sido consideradas predominantemente por uma perspectiva materna. Apesar de o macho contribuir com metade do genoma do embrião, surpreendentemente, foi apenas mais recentemente que surgiu maior interesse pela influência paterna na saúde de seus filhos.[1] Evidências crescentes mostram que a exposição de pais a diferentes fatores como má nutrição, obesidade, sedentarismo e toxicantes aumenta o risco de sua prole desenvolver doenças metabólicas.[2] Nos últimos anos, essa nova perspectiva em DOHaD, que estuda o papel da saúde do pai no desenvolvimento embrionário, no crescimento fetal e na saúde dos descendentes, tem se expandido.[3] Esse novo enfoque é tratado na comunidade científica como Origens Paternas da Saúde e da Doença (POHaD).[4]

Estudos de POHaD com animais mostram que exposições ambientais preconcepcionais afetam o desenvolvimento das células germinativas masculinas, como exposição a poluentes e alimentação.[5] Esses fatores ambientais impactam as células germinativas masculinas por mecanismos epigenéticos, tais como metilação do DNA, modificações na cromatina e RNAs não codificantes (microRNAs), que desempenham um papel importante no desenvolvimento dos espermatozoides.[6] As mudanças epigenéticas adquiridas no estágio preconcepcional podem influenciar a saúde da futura prole, fenômeno conhecido como programação paterna.[3]

A programação paterna é resultante de influências ambientais vivenciadas em diferentes estágios da vida dos homens. Esses estágios estão relacionados ao período de desenvolvimento das células germinativas masculinas que ocorrem no período intrauterino, na pré-adolescência e na idade reprodutiva.[7] Mais especificamente, as experiências maternas (má nutrição, exposição a toxicantes, entre outros) durante a gestação podem afetar o desenvolvimento das células germinativas primordiais no feto masculino. Nesse caso, essas células germinativas carregam uma memória epigenética dessas exposições ambientais até a idade adulta; alternativamente, as células germinativas em amadurecimento e maduras podem ser afetadas, ainda, pela fisiologia alterada do próprio homem exposto a diferentes estressores na puberdade e idade adulta, respectivamente.[2]

Evidências de estudos epidemiológicos e experimentais em modelos humanos e animais indicam que fatores ambientais paternos, como obesidade, dieta hiperlipídica, hipoproteica, hipocalórica, e a exposição química ambiental podem afetar a saúde da prole, levando a alterações metabólicas e câncer.[1,4,8-10] O risco de doenças crônicas geralmente está ligado a exposições ambientais, incluindo a ingestão de alimentos na vida adulta.[11] No entanto, as pesquisas no campo Origens Desenvolvimentistas da Saúde e da Doença (DOHaD) mostram que o progresso de doenças crônicas começa muito cedo na vida em consequência de exposições maternas durante a gestação a estressores ambientais (nutrição, hormônios e tóxicos).[12] De forma interessante, e mais recentemente, a perspectiva POHaD destaca que as origens desenvolvimentistas do fenótipo podem se localizar já na preconcepção.[2] Nesse sentido, a nutrição paterna durante essa fase do desenvolvimento apresenta papel significativo para a saúde da descendência.[3]

Desregulação epigenética e programação paterna

Durante a gametogênese masculina, o epigenoma encontra-se especialmente plástico e suscetível à desregulação induzida por fatores ambientais e estilo de vida paterno. Dessa forma, aventa-se que alterações em nível de metilação do DNA, histonas e microRNAs poderiam representar mecanismos moleculares associados à programação do risco de doenças crônicas via linhagem germinativa paterna.[13] Esse fenômeno poderia potencialmente envolver a herança de marcas epigenéticas desreguladas nas células espermáticas induzidas por fatores ambientais durante determinadas janelas de suscetibilidade ao longo do curso da vida do homem. Essas incluiriam a embriogênese, pré-puberdade, as fases reprodutiva e de zigoto.[7]

Células germinativas primordiais masculinas são produzidas durante o desenvolvimento embrionário, enquanto a etapa de sua maturação se inicia antes da puberdade e ocorre durante toda a vida reprodutiva.[14] Durante as diferentes fases da espermatogênese, ocorre intensa remodelação da cromatina.[15] Assim, já no período embrionário, durante a fase de pró-espermatogônia, ocorre desmetilação global do DNA necessária para a remoção de marcas epigenéticas de origem somática, seguida de introdução de padrões associados ao sexo, como o *imprinting* genético.[16] Essa marca específica tem a finalidade de garantir a expressão de um único alelo (de origem paterna ou materna) no concepto.[17] Além disso, durante a espermiogênese ocorre a substituição de histonas por protaminas, necessária para empacotamento do DNA na cabeça espermática. Vale ressaltar que essa substituição não é completa, de modo que algumas modificações em histonas poderiam ser adquiridas pelo zigoto, o que sugere possível mecanismo de herdabilidade da arquitetura da cromatina.[18] Embora ocorra desmetilação intensa do genoma dos gametas masculino e feminino após a fecundação, genes que sofrem *imprinting* são resistentes a esse processo.[17,19] Nesse sentido, propõe-se que a epigenética representaria mecanismo de herança não genética através da linhagem germinativa masculina, que poderia impactar o controle da expressão gênica durante a embriogênese e afetar o fenótipo do concepto.[20]

Os espermatozoides carregam, ainda, uma rica carga de pequenos RNAs não codificantes (sncRNA).[2] Os sncRNAs funcionam como reguladores epigenéticos da expressão gênica, seja por interação com a maquinaria de tradução e/ou induzindo a degradação de seus alvos complementares de RNA mensageiro. Durante a espermatogênese, os espermatozoides ficam inativos no nível transcricional. No entanto, alguns transcritos são deixados como um *pool*, consistindo em RNAs codificantes e não codificantes, que são retidos seletivamente, sugerindo que RNAs, incluindo miRNAs, transmitidos por espermatozoides são funcionais.[21]

Dessa forma, destaca-se a alteração do epigenoma do esperma como mecanismo central pelo qual a programação paterna pode ser mediada.[2] Fatores ambientais e nutricionais, como o consumo de dietas que induzem a obesidade têm sido relacionados a mudança dos perfis epigenéticos em espermatozoides e aumento do risco do desenvolvimento de doenças crônicas nas próximas gerações (Figura 1).[22]

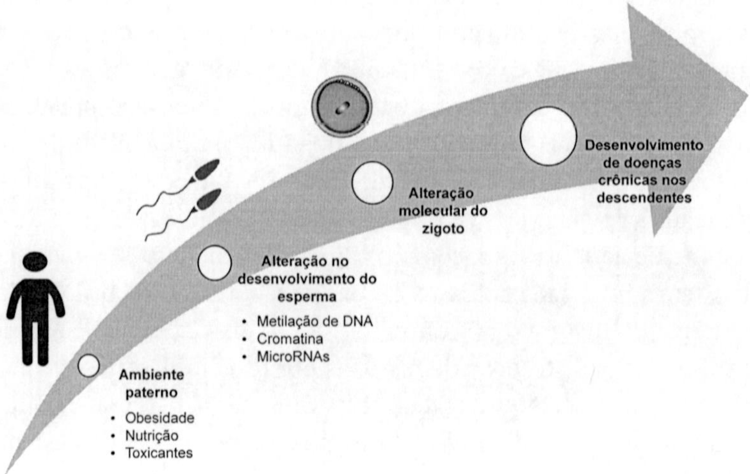

Figura 1. Fatores ambientais mudam o perfil epigenético em espermatozoides e aumentam o risco do desenvolvimento de doenças crônicas na descendência.
Fonte: Houfflyn et al., 2017.[22]

Exposição paterna durante a preconcepção e saúde metabólica nos descendentes

Evidências epidemiológicas

Dados da coorte de Överkalik, no norte da Suécia, mostram que a abundância de alimentos durante o período de crescimento lento na infância de avós paternos se associou à mortalidade de seus netos.[23] Outros estudos epidemiológicos verificaram que o consumo de noz de betel e o tabagismo por pais se associaram ao fenótipo metabólico dos descendentes.[24] Estudos epidemiológicos indicam, também, que a obesidade paterna está associada ao aumento do risco de alterações metabólicas na descendência. No estudo de Soubry et al. (2013), a obesidade paterna foi associada à alteração nos padrões de metilação do DNA do fator de crescimento semelhante à insulina 2 (IGF2) nos filhos. Os recém-nascidos de pais obesos apresentaram diminuição na metilação nas regiões diferencialmente metiladas (DMRs) do gene IGF2. Esses autores indicaram que a obesidade paterna na preconcepção impacta a reprogramação de marcas de *imprinting* durante a espermatogênese, o que pode influenciar a saúde dos descendentes.[25]

Em outro estudo de coorte foi examinada a associação do índice de massa corporal (IMC) paterno com a distribuição da gordura corporal na infância e o desfecho cardiometabólico. O IMC paterno elevado antes da concepção foi associado na infância a valores maiores de IMC, medidas de massa corporal total e gordura abdominal, pressão arterial sistólica e níveis de insulina e menores níveis de colesterol de lipoproteína de alta densidade, o que indica um perfil cardiometabólico adverso nas próximas gerações.[26] Ainda, estudo de coorte examinou as associações do IMC paterno na preconcepção com diabetes tipo 1 de início na infância. Os autores indicaram que há um risco aumentado de desenvolver diabetes tipo 1 na infância como consequência da obesidade paterna na preconcepção.[9]

Evidências experimentais

Estudo experimental pioneiro de Linn et al. (1993) em camundongos mostrou a influência paterna na saúde da descendência. Mais especificamente, pais diabéticos programaram alterações no metabolismo de insulina em sua prole.[27] Entretanto, foram dois estudos publicados em 2010 por Ng et al. (2010) e Carone et al. (2010) que despertaram maior atenção por parte da comunidade científica quanto à importância das experiências paternas para a saúde de seus filhos (Quadro 1).[8,28]

De acordo com Ng et al. (2010), ratos alimentados com uma dieta hiperlipídica na preconcepção e acasalados com fêmeas controle tiveram a prole feminina com intolerância à glicose, secreção de insulina reduzida e expressão gênica alterada em ilhotas pancreáticas, associadas à metilação reduzida do receptor de interleucina 13 alfa-2 (IL13ra2).[28] De Castro Barbosa et al. (2016) também observaram mudanças metabólicas na prole de ratos alimentados com dieta hiperlipídica. O peso corporal e o metabolismo da glicose foram alterados em duas gerações da prole desses ratos.[29] Isso mostra que a programação paterna intergeracional é possível.

Associações entre dieta paterna deficiente em proteína ou calorias e alterações metabólicas na prole adulta também foram encontradas. No estudo de Carone et al. (2010), camundongos machos foram expostos a uma dieta hipoproteica antes da concepção e seus descendentes apresentaram aumento na expressão hepática de genes envolvidos na biossíntese de lipídios e colesterol.[8] Em outro estudo, McPherson et al. (2016) observaram que a restrição calórica em camundongos machos durante a preconcepção levou à dislipidemia, ao acúmulo de tecido adiposo e à expressão alterada de genes pancreáticos na prole masculina e feminina.[10]

Evidências de desregulação de processos epigenéticos no esperma por conta de experiências paternas têm sido obtidas, principalmente em estudos em animais. Verifica-se que essas alterações ocorrem após exposição em diferentes momentos do desenvolvimento do macho. Assim, por exemplo, a exposição de camundongos machos a excesso de ácido fólico desde a concepção até o amadurecimento sexual alterou marcas de *imprinting* nas células germinativas, o que se associou a aumento da mortalidade e alterações em genes que sofrem *imprinting* na descendência.[30] Além disso, também verificou-se que inadequações nutricionais que ocorreram especificamente na fase intrauterina podem resultar em efeitos duradouros no perfil epigenômico espermático. Observou-se que camundongos machos submetidos à restrição calórica, especificamente durante o desenvolvimento fetal, apresentaram 111 regiões hipometiladas no esperma, quando adultos. Essas alterações epigenéticas poderiam estar associadas às alterações metabólicas observadas na geração seguinte.[31]

QUADRO 1. Estudos experimentais que investigaram os efeitos das intervenções nutricionais paternas na suscetibilidade de doenças crônicas na descendência

Ambiente paterno	Fenótipo da prole	Referência
Diabetes	• Alteração no metabolismo de insulina	Linn et al.
Dieta hiperlipídica	• Intolerância à glicose • Secreção de insulina reduzida • Alteração no peso corporal e metabolismo da glicose	Ng et al.; de Castro Barbosa et al.
Dieta hipoproteica	• Aumento na expressão hepática de genes envolvidos na biossíntese de lipídios e colesterol	Carone et al.
Dieta hipocalórica	• Dislipidemia e acúmulo de tecido adiposo • Outras alterações metabólicas	McPherson et al.; Radford et al.
Excesso de ácido fólico	• Aumento da mortalidade • Alterações em genes de *imprinting*	Ly et al.

Exposição paterna durante a preconcepção e prevenção de doenças crônicas

Um crescente número de pesquisas que também merece destaque na área de DOHaD é o papel de intervenções como atividade física e suplementação com micronutrientes e compostos bioativos na redução do risco do desenvolvimento de doenças crônicas na prole de pais expostos a ambientes adversos, como a má nutrição.[10,32]

O estudo de McPherson et al. (2017) mostrou que o consumo de dieta hiperlipídica por camundongos machos induziu a intolerância à glicose, insensibilidade à insulina e hiperlipidemia na prole do sexo masculino. Porém, 9 semanas de atividade física, nesse caso treinamento por natação realizado pelos camundongos machos também alimentados com dieta hiperlipídica, induziu a melhora no metabolismo da glicose nessa prole. Além disso, a atividade física paterna resultou em uma prole com menor adiposidade e ácidos graxos livres no plasma e melhora da função pancreática.[32] Os autores sugerem, portanto, que a prática de atividade física por pais obesos antes da concepção pode ser uma estratégia de intervenção para reduzir os efeitos da programação paterna induzida pela obesidade na prole masculina.[32]

Outro estudo conduzido em animais verificou que a suplementação com vitaminas/antioxidantes (vitamina C, vitamina E, folato, licopeno, zinco, selênio e extrato de chá-verde) de camundongos C57BL/6 desnutridos antes da concepção melhorou o crescimento pós-natal, o acúmulo de gordura e a dislipidemia na prole. Esses achados indicam que a desnutrição paterna antes da concepção aumenta o risco de obesidade e doenças metabólicas na geração seguinte, mas que a suplementação de pais desnutridos com vitaminas/antioxidantes durante a preconcepção é capaz de restabelecer a saúde metabólica da prole.[10]

Outras intervenções que devem ser investigadas referem-se ao consumo paterno de polifenóis sobre a saúde da prole, pois diferentes membros dessa classe de compostos bioativos, como resveratrol, epigalocatequina-galato (ECGC) e cianidina-3-O-glucosídeo, mostraram efeitos protetores na fisiologia reprodutiva masculina,[33] envolvidos no mecanismo mediador da programação paterna.

Considerações finais

Dada a importância do ambiente paterno para o risco do desenvolvimento de doenças crônicas nas gerações seguintes, os estudos de POHaD mostram uma oportunidade para o desenvolvimento de estratégias que visam à melhora do estilo de vida e da alimentação dos futuros pais com o objetivo de melhorar a saúde e reduzir o risco de doenças crônicas não transmissíveis na descendência. Outros estudos ainda são necessários para identificar quais fatores causam desregulação epigenética nas células espermáticas e suas implicações na programação de doenças nas próximas gerações. Como as marcas epigenéticas são potencialmente reversíveis, também seria importante avaliar novas intervenções nos próprios filhos, que poderiam reverter os efeitos da programação paterna induzida por um ambiente adverso.

Take home messages

- As Origens Paternas da Saúde e da Doença (POHaD) estudam o papel da saúde do pai durante a preconcepção no desenvolvimento embrionário, no crescimento fetal e na saúde dos descendentes.
- O mecanismo mediador da programação paterna é a herança de marcas epigenéticas desreguladas nas células espermáticas.
- A má nutrição paterna induz o desenvolvimento de doenças crônicas na prole.
- Vitaminas, antioxidantes e atividade física durante a preconcepção podem reduzir o risco de doenças na prole de pais expostos a ambientes adversos.

Referências bibliográficas

1. Fontelles CC, Guido LN, Rosim MP, Andrade F de O, Jin L, Inchauspe J et al. Paternal programming of breast cancer risk in daughters in a rat model: opposing effects of animal- and plant-based high-fat diets. Breast Cancer Res. 2016;18(1):71.

2. Hur SSJ, Cropley JE, Suter CM. Paternal epigenetic programming: Evolving metabolic disease risk. J Mol Endocrinol. 2017;58(3):R159-R168.

3. Watkins AJ, Rubini E, Hosier ED, Morgan HL. Paternal programming of offspring health. Early Hum Dev. 2020;150:105185.

4. Soubry A. POHaD: why we should study future fathers. Environ Epigenet. 2018;4(2):1-7.

5. Eberle C, Kirchner MF, Herden R, Stichling S. Paternal metabolic and cardiovascular programming of their offspring: A systematic scoping review. 2020;15(12):e0244826.

6. Rando OJ, Simmons RA. I'm eating for two: parental dietary effects on offspring metabolism. Cell. 2015;161(1):93-105.

7. Soubry A, Hoyo C, Jirtle RL, Murphy SK. A paternal environmental legacy: Evidence for epigenetic inheritance through the male germ line. BioEssays. 2014;36(4):359-71.

8. Carone BR, Fauquier L, Habib N, Shea JM, Hart CE, Li R et al. Paternally induced transgenerational environmental reprogramming of metabolic gene expression in mammals. Cell. 2010;143(7):1084-96.

9. Magnus MC, Olsen SF, Granstrom C, Lund-Blix NA, Svensson J, Johannesen J et al. Paternal and maternal obesity but not gestational weight gain is associated with type 1 diabetes. Int J Epidemiol. 2018;47(2):417-26.

10. McPherson NO, Fullston T, Kang WX, Sandeman LY, Corbett MA, Owens JA et al. Paternal under-nutrition programs metabolic syndrome in offspring which can be reversed by antioxidant/vitamin food fortification in fathers. Sci Rep. 2016;6(1):27010.

11. Collaborators TG 2017 D. Health effects of dietary risks in 195 countries, 1990-2017: a systematic analysis for the Global Burden of Disease Study 2017. Lancet. 2019;393(10184):1958-72.

12. Barouki R, Gluckman PD, Grandjean P, Hanson M, Heindel JJ. Developmental origins of non-communicable disease: Implications for research and public health. Environ Heal. 2012;11(1):42.

13. Stuppia L, Franzago M, Ballerini P, Gatta V, Antonucci I. Epigenetics and male reproduction: The consequences of paternal lifestyle on fertility, embryo development, and children lifetime health. Clin Epigenetics. 2015;7:120.

14. Hermo L, Pelletier R-M, Cyr DG, Smith CE. Surfing the wave, cycle, life history, and genes/proteins expressed by testicular germ cells. Part 1: Background to spermatogenesis, spermatogonia, and spermatocytes. Microsc Res Tech. 2010;73(4):241-78.

15. Carrell DT, Hammoud SS. The human sperm epigenome and its potential role in embryonic development. Mol Hum Reprod. 2010;16(1):37-47.

16. Mateo S de, Sassone-Corsi P. Regulation of spermatogenesis by small non-coding RNAs: role of the Germ Granule. Semin Cell Dev Biol. 2014;29:84.

17. Barlow DP, Bartolomei MS. Genomic imprinting in mammals. Cold Spring Harb Perspect Biol. 2014;6(2):a018382.

18. van der Heijden GW, Derijck AAHA, Ramos L, Giele M, van der Vlag J, de Boer P. Transmission of modified nucleosomes from the mouse male germline to the zy-

gote and subsequent remodeling of paternal chromatin. Dev Biol. 2006;298(2):458-69.

19. Lane N, Dean W, Erhardt S, Hajkova P, Surani A, Walter J et al. Resistance of IAPs to methylation reprogramming may provide a mechanism for epigenetic inheritance in the mouse. Genesis. 2003;35(2):88-93.

20. Carrell DT. Epigenetics of the male gamete. Fertil Steril. 2012;97(2):267-74.

21. Donkin I, Barrès R. Sperm epigenetics and influence of environmental factors. Mol Metab. 2018;14:1-11.

22. Houfflyn S, Matthys C, Soubry A. Male obesity: epigenetic origin and effects in sperm and offspring. Curr Mol Biol Reports. 2017;3(4):288-96.

23. Kaati G, Bygren L, Edvinsson S. Cardiovascular and diabetes mortality determined by nutrition during parents' and grandparents' slow growth period. Eur J Hum Genet. 2002;10(11):682-8.

24. Pembrey M, Saffery R, Bygren LO. Human transgenerational responses to early--life experience: potential impact on development, health and biomedical research. J Med Genet. 2014;51(9):563-72.

25. Soubry A, Schildkraut JM, Murtha A, Wang F, Huang Z, Bernal A et al. Paternal obesity is associated with IGF2 hypomethylation in newborns: Results from a Newborn Epigenetics Study (NEST) cohort. BMC Med. 2013;11(1):1-10.

26. Gaillard R, Steegers EAP, Duijts L, Felix JF, Hofman A, Franco OH et al. Childhood cardiometabolic outcomes of maternal obesity during pregnancy. Hypertension. 2014;63(4):683-91.

27. Linn T, Loewk E, Schneider K, Federlin K. Spontaneous glucose intolerance in the progeny of low dose streptozotocin-induced diabetic mice. Diabetologia. 1993;36(12):1245-51.

28. Ng SF, Lin RCY, Laybutt DR, Barres R, Owens JA, Morris MJ. Chronic high-fat diet in fathers programs β-cell dysfunction in female rat offspring. Nature. 2010;467(7318):963-6.

29. de Castro Barbosa T, Ingerslev LR, Alm PS, Versteyhe S, Massart J, Rasmussen M et al. High-fat diet reprograms the epigenome of rat spermatozoa and transgenerationally affects metabolism of the offspring. Mol Metab. 2016;5(3):184-97.

30. Ly L, Chan D, Aarabi M, Landry M, Behan NA, MacFarlane AJ et al. Intergenerational impact of paternal lifetime exposures to both folic acid deficiency and supplementation on reproductive outcomes and imprinted gene methylation. MHR Basic Sci Reprod Med. 2017;23(7):461-77.

31. Radford EJ, Ito M, Shi H, Corish JA, Yamazawa K, Isganaitis E et al. In utero undernourishment perturbs the adult sperm methylome and intergenerational metabolism. Science. 2014;345(6198):1255903.

32. McPherson N, Lane M, Sandeman L, Owens J, Fullston T. An exercise-only intervention in obese fathers restores glucose and insulin regulation in conjunction

with the rescue of pancreatic islet cell morphology and microRNA expression in male offspring. Nutrients. 2017;9(2):122.

33. Silva LBAR, Pinheiro-Castro N, Novaes GM, Pascoal G de FL, Ong TP. Bioactive food compounds, epigenetics and chronic disease prevention: Focus on early-life interventions with polyphenols. Food Res Int. 2019;125:108646.

12

Multidisciplinaridade em Origens desenvolvimentistas da saúde e da doença (DOHaD)

THOMAS PRATES ONG
PATRICIA ALINE BOER
EGBERTO GASPAR DE MOURA
PAULO CEZAR DE FREITAS MATHIAS
ANTONIO MARCUS DE ANDRADE PAES
HELOISA BETTIOL
JULIANA FERNANDEZ SANTANA E MENESES
FABÍOLA ISABEL SUANO DE SOUZA

Introdução

As doenças crônicas não transmissíveis representam importantes desafios para as sociedades, sobretudo daquelas de países em desenvolvimento, onde a sua incidência e mortalidade associada deverão crescer consideravelmente nas próximas décadas. O controle de tais doenças é desafiador, dado que suas causas são múltiplas e sua fisiopatologia ainda não foi totalmente elucidada. Nesse sentido, uma mudança de paradigma envolveria considerar as doenças crônicas não transmissíveis como doenças cujo desenvolvimento se daria já nas fases iniciais da vida (vida embrionária, fetal, neonatal e puberdade). Conforme visto nos capítulos anteriores, dados de estudos epidemiológicos, clínicos e experimentais na área de Origens desenvolvimentistas da saúde e da doença (DOHaD) embasam essa hipótese. A melhor compreensão do conceito DOHaD é fundamental para que estratégias de redução do risco de tais doenças ocorram justamente já a partir dessas janelas críticas do desenvolvimento, e sejam mantidas ao longo da vida do indivíduo, em abordagem ao longo de todo o ciclo de vida. Essa possibilidade inovadora em termos clínicos e de saúde pública exige, entretanto, que estratégias de pesquisa multidisciplinares, integradas e mais sofisticadas sejam implementadas.[1]

A área de DOHaD é tradicionalmente multidisciplinar. Nela, atuam epidemiologistas, médicos como ginecologistas, obstetras, pediatras, fisiologistas, biólogos, nutricionistas, bioquímicos, geneticistas, biologistas moleculares, farmacêuticos, mas também economistas, antropólogos, sociólogos, entre outros. Isso ilustra a riqueza da área. Assim, é indiscutível ser necessário elucidar os mecanismos metabólicos, celulares e moleculares envolvidos no processo DOHaD. Ao mesmo tempo, é fundamental a atuação de formuladores de saúde pública para desenhar estratégias para que, por exemplo, mais mulheres tenham acesso ao cuidado pré-natal e que o aleitamento materno seja estimulado – duas condições intrinsecamente vinculadas à área de DOHaD e notórias por promover a saúde do bebê, criança e adolescente, não apenas no início da vida, mas também na idade adulta.

Dentre as diferentes disciplinas que integram a área de DOHaD, optamos por destacar aqui a área da biologia, visto que a biologia do desenvolvimento fundamenta a relação entre o início da vida, alterações na organogênese e alterações do fenótipo na idade adulta. Além disso, dentre os diferentes fatores ambientais que operam no início da vida, sem dúvida, a nutrição é um dos principais.

Com o objetivo de mostrar as várias visões de profissionais que atuam em diferentes disciplinas na área DOHaD, apresentamos também neste capítulo entrevistas conduzidas com biólogos, nutricionistas, médicos, farmacêuticos, entre outros profissionais. Representam diferentes gerações de pesquisadores em DOHaD e que atuam em instituições distribuídas em diferentes estados brasileiros. Esses responderam às seguintes questões:

- Como você vê a área de DOHaD?
- Quais são os desafios e perspectivas da área de DOHaD?
- Como fazer o conhecimento sobre DOHaD chegar à população, levando a transformações na sociedade?

Importância da biologia em Origens desenvolvimentistas da saúde e da doença (DOHaD)

As ciências naturais, posteriormente denominadas biologia, apesar de sua abrangência e complexidade, foram consolidadas em um campo único e coerente por meio de conceitos unificadores. No decorrer do estudo da vida e dos organismos vivos por um mosaico de disciplinas foram estabelecidos, há mais de 100 anos, os fundamentos do que hoje conhecemos como DOHaD. Dentre os inúmeros biólogos que participaram dessa construção, é relevante destacar o geneticista Hermann Nilsson-Ehle que, em comunicação de 1914,[2] já ressaltava, de forma visionária, a importância da plasticidade dos organismos vivos e seu valor adaptativo positivo, na maioria das vezes, prenunciando a importância desse tema num futuro não muito distante.

Aproximadamente 30 anos depois, tomou forma a contribuição fundamental de C.H. Waddington definindo e estabelecendo o significado histórico de epigenética em seu artigo *The Epigenotype* (1942),[3] que trata da questão de como uma única célula zigótica gera tipos celulares diversos a partir de uma mesma sequência de DNA. Em 1965, o botânico Bradshaw[4] ressalta a importância da plasticidade em plantas ao afirmar que a expressão de um genótipo individual e específico pode ser modificada pelo ambiente que o cerca, modificando a fisiologia e/ou a morfologia dos organismos constituintes.

Diversos estudos nas áreas de biologia do desenvolvimento, ecologia e zoologia estabeleceram o conceito de polifenismo, uma forma extrema de plasticidade fenotípica demonstrada em nematoides, insetos, anfíbios e répteis, na qual ocorrem mudanças anatômicas extremas no fenótipo estabelecidas por diferentes condições ambientais.

Recentemente, surgiram novas teorias evolucionistas, dentre as quais aquela denominada eco-evo-devo (*ecological evolutionary developmental biology*), cujo conceito central é a plasticidade fenotípica gerando diferenças entre os seres vivos durante a ontogênese, a partir da influência ambiental mediada em grande parte, pela seleção natural.[5] Por outro lado, a teoria do holobionte considera que os microrganismos comensais associados aos seres humanos, outros animais e a plantas formam uma unidade evolutiva única, que se integram em relações genéticas e metabólicas.

Scott F. Gilbert em 2017[6] propôs que a biologia do desenvolvimento deve ser caracterizada como a célula-tronco pluripotente que deu origem às demais disciplinas biológicas. Estabelece, portanto, que a biologia moderna chegou ao lugar onde a biologia do desenvolvimento previu e sempre residiu, um lugar de interações dependentes do contexto.

Conceitos estabelecidos em DOHaD, como fatores preditivos adaptativos e as alterações consequentes da incompatibilidade entre o ambiente previsto na fase intrauterina e o encontrado após o nascimento, são fundamentados nos preceitos criados por ecologistas evolucionistas como Darwin e Lamarck. Sobre os ombros desses e muitos outros biólogos, que atuaram em diferentes disciplinas desse mosaico, os cientistas de hoje podem enxergar as estabelecidas diretrizes para os estudos das origens desenvolvimentistas da saúde e da doença.

Importância da área de nutrição em Origens desenvolvimentistas da saúde e da doença (DOHaD)

O próprio conceito de DOHaD tem suas origens em estudos de desnutrição durante o período crítico de gestação e lactação, por meio do estudo pioneiro de Ravelli et al., publicado em 1976 e, revisitado por David Barker e um grupo de excepcionais epidemiologistas ingleses. Porém, o fato de que a nutrição no período neonatal tinha efeitos importantes sobre o desenvolvimento das crianças até a idade adulta já tinha sido descrito no final dos anos 1950 por pesquisadores pernambucanos, como Nelson Chaves, Naíde Teodósio e Josué de Castro. Esses estudos mostravam claramente a diferença entre desnutrição calórica total e desnutrição proteica, esta bem mais comum no Brasil, sobre o desenvolvimento somático e neural. Assim, os estudos iniciais mostravam a associação entre desnutrição no início da vida e o maior risco de obesidade, doenças cardiovasculares e diabetes *mellitus* na idade adulta, consequência depois desvendada de alterações epigenéticas que, por seleção natural, foram preservadas a fim de garantir uma melhor adaptação e sobrevivência dos animais às condições nutricionais adversas. Com o desenvolvimento econômico, esse mecanismo adaptativo altamente eficiente acabou se tornando um transtorno, em especial porque com esse fenômeno também veio o aumento da longevidade e, com isso, a maior prevalência de doenças crônicas não transmissíveis. Pior ainda é o fato de que não só a desnutrição programa para essas doenças, mas também a obesidade materna e alterações nutricionais como a dieta ocidental, rica em gordura e carboidratos, consumida durante esse período crítico do desenvolvimento que é a gestação e lactação.

Além disso, qualquer tipo de modificação nutricional pode ter consequências durante esse período e merece ser estudado, pois as consequências tanto podem ser benéficas como produzir sérios riscos à saúde. Pensa-se que determinados alimentos, que são saudáveis na idade adulta, deveriam também ter influência benéfica durante o desenvolvimento, mas nem sempre isso é verdadeiro. Preocupante também é o desmame precoce, que, em razão das condições de trabalho nem sempre justas, obrigam a mulher que trabalha a reduzir o período de amamentação exclusiva recomendado que é de seis meses. Esse tipo de desnutrição tem consequências futuras sobre o surgimento de doenças. Também os tipos de alimentos ingeridos modificarão a microbiota intestinal, influenciando desde o parto normal até modificações na composição do leite. Todas essas alterações têm efeito transgeracional e, portanto, são herdadas, embora não pelos genes, mas por modificações epigenéticas. É possível, num futuro próximo, que todos tenham uma nutrição personalizada, com base no histórico familiar de alimentação, e que cada pessoa possa receber a melhor orientação nutricional para si e para seus descendentes.

Visões multidisciplinares em Origens desenvolvimentistas da saúde e da doença (DOHaD)

Entrevista

Nome: Antonio Marcus de Andrade Paes
Instituição: Universidade Federal do Maranhão
Área de atuação: fisiologia

a) Como você vê a área de DOHaD?

O conceito DOHaD é, atualmente, o mais amplo e abrangente tema de pesquisa nas ciências biológicas e da saúde, o que por si só justificaria a sua classificação como uma *grande área* do conhecimento. Embora tenha nascido de estudos epidemiológicos e ainda tenha nestes sua principal base de sustentação, abordagens experimentais em subáreas das ciências básicas têm desvendado mecanismos moleculares subjacentes aos desfechos observados em estudos clínicos controlados. Em particular, os mecanismos epigenéticos surgiram como um importante e potencial elo entre as perturbações bioquímicas e fisiológicas precoces e suas repercussões intra e transgeracionais. Ainda que se tenha a perspectiva de que as gerações futuras serão cada vez mais longevas, a progressiva inapetência física das populações, aliada ao consumo de alimentos ultraprocessados e à degradação ambiental em curso, impõem desafios que podem resultar em gerações longevas pelos recursos médicos, mas doentes pelo estilo de vida e relação com o meio ambiente. Por isso, a área de estudo DOHaD tem tanta relevância por oferecer ferramentas que permitem estudar os insultos, seus mecanismos e seus desfechos, bem como planejar intervenções que concorram para gerações mais saudáveis, além de longevas.

b) Quais são os desafios e perspectivas da área de DOHaD?

Por seu amplo espectro de influência, a área de estudo DOHaD necessariamente encara os mesmos desafios porque passa por todas as áreas do conhecimento de natureza multidisciplinar, em especial, o desafio do reconhecimento. Muitos pesquisadores fazem ciência baseada no conceito DOHaD, mas não se dão conta de tal fato. Outros se dão, mas são receosos de sair do conveniente e confortável quadrado de sua subárea de especialidade: "Não, eu não faço DOHaD. Sou apenas um fisiologista", diriam alguns. Lançar olhares mais amplos, que extrapolem suas *expertises*, tendo, para isso, que consorciarem-se com outros profissionais de outras subáreas, constitui ainda um desafio ao passo que é também a solução para o manejo da explosão na prevalência das doenças crônicas não comunicantes, que já se avizinha. Vencido esse desafio, a perspectiva é de uma atenção e cuidado à saúde muito mais integrados, centrados no indivíduo e na sua história biológica e clínica. De modo que os agravos à saúde de um indivíduo possam ser compreendidos como consequência dos insultos, aos quais ele e seus ascendentes foram expostos, ao passo que servirão para prevenir a ocorrência nos seus descendentes.

c) Como fazer o conhecimento sobre DOHaD chegar à população, levando a transformações na sociedade?

Pela educação, educação para a saúde. É necessário que os dados oriundos dos estudos científicos realizados sob a perspectiva DOHaD, quer sejam estudos básicos, clínicos ou epidemiológicos, norteiem políticas públicas. Que essas políticas públicas deem a cada indivíduo a necessária sensação de ter sua saúde cuidada pelo Estado e com isso se sinta receptivo a medidas educativas. Assim, o Conceito DOHaD pode ser levado para dentro das salas de aula, desde o ensino fundamental ao universitário, como um conhecimento transversal às diferentes disciplinas, não apenas biológicas e da saúde, mas também a sociologia, a antropologia, entre outras. A mensagem a ser passada deve, de acordo com a erudição do público-alvo, imprimir a clara percepção de que o estado de saúde e doença da população na qual aquele indivíduo está inserido decorre de atos e escolhas que não devem ser perpetuados, pelo bem da saúde e doença das gerações futuras. E que isso não está nas mãos das inovações tecnológicas, senão nas escolhas que cada um de nós faz diariamente. Tais ações não precisam ser subsequentes. Ao bem da saúde geral, que sejam coincidentes.

Nome: Egberto Gaspar de Moura
Instituição: Universidade do Estado do Rio de Janeiro
Área de atuação: fisiologia, endocrinologia, nutrição

a) Como você vê a área de DOHaD?

As doenças associadas ao desenvolvimento têm uma importância fundamental para o nosso futuro como espécie. Os pesquisadores do campo do DOHaD têm um papel fundamental em traçar as políticas públicas baseadas em pesquisa científica. As Sociedades DOHaD congregam pesquisadores de diferentes áreas, tais como: medicina, nutrição, epidemiologia, saúde pública, fisiologia, genética, biologia molecular, biologia evolutiva, educação física, psicologia e até economia. Essa interdisciplinaridade é importante para que possamos saber quais fatores influenciam, durante períodos críticos da vida, o nosso desenvolvimento.

b) Quais são os desafios e perspectivas da área de DOHaD?

O principal desafio é descobrir os mecanismos básicos que foram desenvolvidos pela seleção natural, durante nossa evolução, que propiciaram esse tipo de regulação metabólica e comportamental. O outro desafio é que, com a civilização, não estamos mais submetidos ao processo evolutivo Darwiniano e, assim como evoluiremos daqui pra frente, face uma sociedade em que o consumo alimentar aumenta, assim como o sedentarismo. Além disso, estamos submetidos a um grau de poluição ambiental e modificação climática que poderão influenciar também nesse período crítico da vida. A área tem de fornecer subsídios para que políticas públicas sejam estabelecidas que diminuam a prevalência de doenças programadas nos primeiros 1.000 dias de vida.

c) Como fazer o conhecimento sobre DOHaD chegar à população, levando a transformações na sociedade?

Temos que atuar em todas as mídias possíveis, levando em linguagem acessível o conhecimento das doenças associadas ao desenvolvimento, principalmente entre os gestores de saúde, educadores e para o público em geral, desde o ensino fundamental. Para isso, um treinamento ou parceria com o pessoal com formação na área de jornalismo e comunicação é fundamental, já que o pesquisador, em geral, não tem esse tipo de formação que facilite a sua comunicação com o público leigo.

Nome: Patrícia Aline Boer
Instituição: Universidade Estadual de Campinas
Área de atuação: biologia

a) Como você vê a área de DOHaD?

Os estudos em DOHaD vêm trazendo luz a questões referentes a suscetibilidade dos indivíduos a doenças, cujas etiologia e fisiopatologia não estão totalmente esclarecidas. Um exemplo é a prevalência de alterações funcionais dos rins, cuja origem permanecia mal-entendida ou mesmo desconhecida, pode ser agora, em parte, explicada por condições gestacionais que comprometem a formação e o desenvolvimento de nefros o suficiente para alterar sua reserva funcional, culminando muitas vezes em insuficiência renal terminal. Entretanto, persistem não conhecidos todos os processos ontogênicos, bem como suas inter-relações durante a formação e desenvolvimento de órgãos e sistemas de um indivíduo, tampouco são conhecidas as modulações influenciadas pelas condições maternas. Embora estudos epidemiológicos e experimentais recentes tenham elucidado grande número de alterações em processos durante a diferenciação e o desenvolvimento feto-embrionário, bem como suas consequências, essa enorme gama de conhecimento é de difícil interpretação em razão das fases de suscetibilidade, das muitas variações clínicas e dos diferentes modelos experimentais utilizados. A origem desenvolvimentista não se refere somente ao desenvolvimento intrauterino, mas também a diferentes períodos pós-natais e, dessa forma, uma série de inter-relações devem ser levadas em conta. Consequentemente, os aspectos biológicos da área DOHaD são extremamente vastos, e a evolução desse conhecimento depende da capacidade de interação entre diferentes áreas do conhecimento que permitiriam o melhor entendimento de doenças, sua prevenção, tratamento e o desenvolvimento de políticas públicas.

b) Quais são os desafios e perspectivas da área de DOHaD?

Diante das mudanças ambientais induzidas pelo homem, consequentes catástrofes climáticas e escassez alimentar, é urgente compreender as interações entre meio ambiente e desenvolvimento animal. Cada organismo, bem como os ecossistemas, depende e é influenciado por pistas ambientais precisas para manter seu equilíbrio, reprodução, embriogênese e especiação. A responsividade ao ambiente e a plasticidade desenvolvimentista dependem de alterações na expressão de genes e, portanto, os mecanismos moleculares de influência ambiental precisam ser mais bem elucidados.

Novas tecnologias de imagem, análises ômicas em *single cells* e engenharia genética de precisão estão sendo combinadas com novos modelos de desenvolvimento *in vitro* com base na diferenciação de células-tronco. O desafio é relacionar escalas de moléculas a células e tecidos e compreender os princípios por trás das decisões celulares e montagem de tecidos, bem como a precisão e reprodutibilidade desses processos. Esse conhecimento lançará as bases para o entendimento da plasticidade desses processos frente ao ambiente.

O maior desafio em DOHaD se confunde com o desafio para manutenção e sobrevivência da espécie humana em nosso planeta, isto é, o entendimento definitivo de que a preservação do ambiente, a manutenção dos recursos naturais e a divisão equânime de riqueza são inadiáveis.

c) Como fazer o conhecimento sobre DOHaD chegar à população, levando a transformações na sociedade?

São necessárias políticas públicas de Estado que invistam em campanhas informativas de âmbito nacional. Entretanto, estas são dependentes das prioridades estabelecidas por cada governo. Somente a educação transformadora de qualidade poderia gerar um conhecimento consistente e perene capaz de gerar transformações na sociedade.

Nome: Paulo Cezar de Freitas Mathias
Instituição: Universidade Estadual de Maringá
Área de atuação: fisiologia

a) Como você vê a área de DOHaD?

É uma área que está começando a ser explorada na saúde e em menor escala na agricultura, zootecnia, veterinária, biologia geral, educação e economia. Na saúde, o DOHaD já está invadindo o nosso modo de viver fazendo grandes modificações. A recomendação do aleitamento materno estrito durante os primeiros 6 meses é uma conquista do conceito DOHaD. Estamos caminhando para aumentar a visibilidade do DOHaD. As evidências experimentais, clínicas e epidemiológicas aumentam para garantir não só o conceito, mas para usá-lo no dia a dia, aumentando a qualidade de nossas vidas

b) Quais são os desafios e perspectivas da área de DOHaD?

O maior desafio é fazer com que os grandes articuladores de políticas públicas incorporem os conhecimentos advindos da exploração do conceito DOHaD. Por exemplo, a redução ou eliminação de contaminantes ambientais, os quais, injuriando fetos, crianças e adolescentes, mesmo em doses não letais, provocam obesidade, diabetes, hipertensão, câncer e transtornos da memória na vida adulta. É possível garantir melhor qualidade nos produtos agrícolas, aumentado a qualidade nutricional. Incrementar a educação, pois mais cedo as crianças conhecerão princípios básicos de higiene, poderão escapar de doenças transmissíveis e, assim, garantir o futuro saudável. É questão fulcral aumentar a renda da população para que seja possível alcançar a compra de produtos e serviços que garantam maior qualidade de vida e escapar de uma alimentação cheia de gordura e carboidratos, as quais são baratas e letais.

c) Como fazer o conhecimento sobre DOHaD chegar à população, levando a transformações na sociedade?

Seria as grandes mídias divulgarem o conceito DOHaD em matérias diversas e por meio de campanhas dos governos. Alternativamente, usar as novas mídias eletrônicas para divulgar o conceito DOHaD. Criar uma revista científica, que não só publicaria artigos científicos, mas também artigos de divulgação que pudessem ser lidos e compreendidos por toda a população.

Nome: Heloisa Bettiol
Instituição: Faculdade de Medicina de Ribeirão Preto da Universidade de São Paulo
Área de atuação: pediatria

a) Como você vê a área de DOHaD?

É uma área científica que agrega conhecimentos e métodos de investigação de várias áreas do saber científico, visando explorar as relações de causalidade entre agravos e condições ocorridos em fases precoces do desenvolvimento e o surgimento de doenças crônicas ao longo da vida. Postula que eventos ocorridos precocemente na vida, durante a gestação e nos primeiros dois anos, os chamados primeiros mil dias de vida, são cruciais para programar eventos tardios. Essa programação se dá por meio de mecanismos epigenéticos, sinalizações hormonais transmitidas por via placentária ao feto, pela lactação ao recém-nascido e pela alimentação nos primeiros anos de vida, causando alterações no funcionamento de diferentes tecidos e órgãos que predispõem a essas doenças mais tarde. O conceito DOHaD abrange efeitos de hormônios, nutrientes, agentes tóxicos e farmacológicos, agente infecciosos, poluentes ambientais, atuando em diferentes fases desde antes da concepção, durante a gestação, lactação, infância (com ênfase nos primeiros mil dias) e adolescência, com repercussões ao longo de toda a vida.

b) Quais são os desafios e perspectivas da área de DOHaD?

Embora as doenças crônicas não transmissíveis representem um problema de saúde pública no mundo, muitas das políticas públicas implementadas nos países para combater esse problema estão centradas apenas no enfrentamento dos fatores de risco, classicamente relacionados ao estilo de vida, principalmente do adulto. Sob o paradigma do conceito DOHaD, a perspectiva de se incluir esse conceito na atuação de pediatras e outros profissionais que cuidam da criança trará novas formas de enfrentamento das situações que interferem no adequado crescimento e desenvolvimento do ser humano. Um importante desafio é a formação de profissionais e pesquisadores que deem conta de contemplar tanto os problemas agudos como a prevenção de agravos em longo prazo, tendo em mente essa nova área do conhecimento, que indica que a prevenção da maioria das doenças crônicas não transmissíveis se dá na infância.

c) Como fazer o conhecimento sobre DOHaD chegar à população, levando a transformações na sociedade?

Inicialmente o conhecimento sobre DOHaD tem que chegar aos profissionais de saúde, incluindo os que trabalham com indivíduos de faixas etárias mais velhas, e pesquisadores interessados em novos modelos explicativos sobre o surgimento das doenças crônicas não transmissíveis. Dessa forma, esses conhecimentos serão difundidos individualmente durante o atendimento clínico e coletivamente, por meio de divulgação para a sociedade nos meios de comunicação de massa e nas escolas. É necessário que haja mais financiamento de pesquisas nessa área, bem como envolver os gestores da área da saúde para que sejam desenvolvidas e aplicadas estratégias de saúde pública para prevenção dessas doenças. Dessa forma, o público terá acesso a esse conhecimento, podendo levar a mudanças de comportamentos, desde fases muito precoces na vida, que possam ter impacto na saúde das pessoas no futuro.

Nome: Juliana Fernandez Santana e Meneses
Instituição: Universidade Federal de São Paulo
Área de atuação: nutrição pediátrica

a) Como você vê a área de DOHaD?

O campo do DOHaD une várias áreas do conhecimento que apontam para a mesma direção, mostrando cada vez mais a influência dos fatores ambientais na promoção da saúde e na prevenção de doenças. No sentido da nutrição, importante fator ambiental nessa área, ele nos traz possibilidades de ajustes em tempo oportuno de prevenção de desfechos metabólicos ao longo da vida.

b) Quais são os desafios e perspectivas da área de DOHaD?

Este é um campo de interesse da pesquisa científica com o desafio de esclarecer resultados na saúde humana em longo prazo. Compreender melhor, por exemplo, a ação de nutrientes específicos na prevenção de desfechos clínicos indesejados. Importante conhecer também a influência da composição corporal desde o momento da preconcepção, tanto da mãe quanto do pai. Com esse conhecimento será possível implementar estratégias de intervenção no sentido da prevenção individual e para o sistema de saúde.

c) Como fazer o conhecimento sobre DOHaD chegar à população, levando a transformações na sociedade?

Publicações e materiais educativos voltados tanto para profissionais como para a população em geral. Conscientização sobre alimentação e estilo de vida saudáveis, por meio de estratégias de educação nutricional.

Nome: Thomas Prates Ong
Instituição: Universidade de São Paulo
Área de atuação: nutrigenômica, oncologia

a) Como você vê a área de DOHaD?

A área de DOHaD é complexa e fascinante. Envolve teorias biológicas bastante sofisticadas, que buscam associar eventos de estresse no início da vida com alterações negativas no fenótipo na idade adulta. Apresenta como objetivo a promoção da saúde e redução do risco das doenças crônicas não transmissíveis, a partir de abordagem inovadora, que envolve intervenções (nutricionais, de atividade física, entre outras) já no início da vida. Dessa forma, é uma área muito promissora porque tem impacto tanto do ponto de vista clínico como de saúde pública. Entretanto, essa empreitada não é simples e requer a atuação integrada de profissionais de vários campos, como biólogos, nutricionistas, médicos, farmacêuticos, enfermeiros, educadores físicos, mas também estatísticos, antropólogos, economistas etc. Isso ilustra seu caráter genuinamente multidisciplinar.

b) Quais são os desafios e perspectivas da área de DOHaD?

Dentre os diferentes desafios, pode-se citar a necessidade de se caracterizar quais mecanismos, nutrientes (deficiência e excesso), toxicantes, hormônios, entre outros fatores, alteram o desenvolvimento embrionário, fetal, neonatal e programam maior risco para doenças crônicas na idade adulta. Os mecanismos postulados envolvem desregulação epigenética, alteração de células-tronco e desregulação do microbioma intestinal, por exemplo. A realização de pesquisas nessa temática envolve a necessidade de articulação de redes de pesquisadores com *expertise* complementar. Também o financiamento de tais pesquisas requer aporte maior de recursos. Outra questão central é a necessidade de que as pesquisas em DOHaD assumam progressivamente maior caráter translacional, de modo que se transformem em recomendações clínicas e políticas públicas.

c) Como fazer o conhecimento sobre DOHaD chegar à população, levando a transformações na sociedade?

Considero que cientistas devam aumentar a visibilidade e disseminar a importância de suas pesquisas, via maior aproximação com o público não especializado. Isso pode ser promovido por entrevistas, blogs, eventos em escolas, para pais e alunos. Também é necessário que a universidade aumente os eventos de extensão com vistas à disseminação do conceito DOHaD entre os vários segmentos da sociedade.

Considerações finais

A área de DOHaD tem enorme potencial para promover a saúde da população, tanto em nível clínico como de saúde pública. Para que intervenções nutricionais, de atividade física, entre outras, nesses dois níveis ocorram já no início da vida, ou mesmo na preconcepção (via nutrição dos futuros mãe e pai), o complexo fenômeno de programação desenvolvimentista precisa ser mais bem compreendido. Isso envolve investigações ao nível de mecanismos metabólicos, celulares e moleculares. Além disso, pesquisas no âmbito econômico, antropológico e da comunicação são necessárias para que diferentes desafios na área de DOHaD sejam superados, incluindo a comunicação eficaz de que a melhora da saúde do bebê, criança e adolescente terá impactos tanto no curto como no longo prazo. Nesse sentido, abordagens multidisciplinares, que integram várias visões, são essenciais para o avanço da área de DOHaD.

Take home messages

- A melhor compreensão do conceito DOHaD é fundamental para que estratégias de redução do risco de doenças crônicas não transmissíveis ocorram justamente a partir das janelas críticas do desenvolvimento e que sejam mantidas ao longo da vida do indivíduo, em abordagem durante todo o ciclo de vida.
- A área de DOHaD é tradicionalmente multidisciplinar. Nela, atuam epidemiologistas, médicos como ginecologistas, obstetras, pediatras, fisiologistas, biólogos, nutricionistas, bioquímicos, geneticistas, biologistas moleculares, farmacêuticos, mas também economistas, antropólogos, sociólogos, entre outros.
- Abordagens de pesquisas multidisciplinares, que integram várias visões, são essenciais para o avanço da área de DOHaD.

Referências bibliográficas

1. Suzuki K. The developing world of DOHaD. J Dev Orig Health Dis. 2018;9(3):266-9.

2. Nilsson-Ehle H. Vilka erfarenheter hava hittills vunnits rorande mojligheten av vaxters acklimatisering. Kgl. Landtbruks-Akad. Handl. Tidskr. 1914;63:537-72.

3. Waddington CH. The Epigenoptype. Int J Epidemiol. 2012;41(1):18-3.

4. Bradshaw AD. Evolutionary significance of phenotypic plasticity. Advances in Genetics. 1965;13:115-53.

5. Müller GB. Evo-devo: extending the evolutionary synthesis. Nat Rev Genet. 2007;8(12):943-9.

6. Gilbert SF. Developmental biology, the stem cell of biological disciplines. PLoS Biol. 2017;15(12):e2003691.

Índice remissivo